DES

DIARRHÉES CHRONIQUES

ET DE LEUR TRAITEMENT

PAR LES EAUX DE PLOMBIÈRES

PAR

Le Dr E. BOTTENTUIT,

MÉDECIN CONSULTANT AUX EAUX DE PLOMBIÈRES,
Ancien interne des hôpitaux de Paris,
Membre de la Société d'hydrologie médicale, de la Société anatomique,
Rédacteur en chef de la *France médicale*,
Chevalier de la Légion d'honneur.

DEUXIÈME ÉDITION

PARIS
ADRIEN DELAHAYE, LIBRAIRE-ÉDITEUR
PLACE DE L'ÉCOLE-DE-MÉDECINE.

1875

DES DIARRHÉES CHRONIQUES

ET DE LEUR TRAITEMENT

PAR LES EAUX DE PLOMBIÈRES

OUVRAGES DU MÊME AUTEUR :

Des Gastrites chroniques, Paris, 1869.

Du traitement des Dyspepsies flatulentes à forme douloureuse par les eaux de Plombières, Paris, 1869.

Guide médical aux eaux de Plombières, 6e édition (en collaboration avec M. Hutin), 1872.

ROSENSTEIN. **Traité des maladies des reins**, traduit de l'Allemand (en collaboration avec M. LABADIE-LAGRAVE), 1873.

A. PARENT, imprimeur de la Faculté de Médecine, rue Mr-le-Prince, 31

DES

DIARRHÉES CHRONIQUES

ET DE LEUR TRAITEMENT

PAR LES EAUX DE PLOMBIÈRES

PAR

Le Dr E. BOTTENTUIT,

MÉDECIN CONSULTANT AUX EAUX DE PLOMBIÈRES,
Ancien interne des hôpitaux de Paris,
Membre de la Société d'hydrologie médicale, de la Société anatomique,
Rédacteur en chef de la *France médicale*,
Chevalier de la Légion d'honneur.

DEUXIÈME ÉDITION

PARIS
ADRIEN DELAHAYE, LIBRAIRE-ÉDITEUR
PLACE DE L'ÉCOLE-DE-MÉDECINE.

1875

INTRODUCTION

La réputation justement méritée des eaux minérales de Plombières dans le traitement des affections gastro-intestinales, et surtout des diarrhées chroniques, attire chaque année, un grand nombre de malades à Plombières. Nous avons eu l'occasion d'observer un grand nombre de succès dans le traitement de la diarrhée chronique, mais cependant, chaque année, un certain nombre de malades quittent notre station sans avoir tiré du traitement hydro-minéral le résultat espéré.

Ces insuccès peuvent tenir à deux causes.

L'emploi des eaux minérales de Plombières exige, de la part des malades, une grande attention et une grande obéissance aux prescriptions du médecin. Celui-ci, à son tour, doit exercer une surveillance rigoureuse et ne pas craindre, dans ses recommandations aux malades, de descendre dans les détails les plus méticuleux : de l'observation exacte des prescriptions médicales dépend le succès du traitement.

Une autre cause d'insuccès est *la nature de la diarrhée*.

Nous avons étudié les causes de ces insuccès, soit dans les règles médicales relatives à l'emploi des eaux de Plombières contre la diarrhée, soit dans la nature du mal que nous avions à combattre.

Nous nous proposons de poser les indications et contre-indications des eaux de Plombières dans le traitement des diarrhées chroniques.

Le terme de diarrhée chronique, nous dira-t-on peut-être, est impropre, et cette maladie, en tant qu'entité morbide, ne peut entrer dans aucun cadre nosologique. Nous reconnaissons toute la justesse d'une pareille objection, et nous nous garderons bien de vouloir présenter les diarrhées chroniques comme une maladie idiopathique et *sui generis*, car elle n'est à nos yeux qu'un syndrome pathologique, répondant à des lésions multiples de l'intestin, ou survenant dans le cours d'affections variées qui ne retentissent que secondairement sur l'intestin.

En un mot, cette diarrhée persistante, si souvent rebelle à nos moyens de traitement, qui survit à la cause qui lui a donné naissance ; cette diarrhée, dis-je, doit-elle être confondue avec l'entérite chronique, comme tendent à le faire la plupart des auteurs allemands? Nous ne le croyons pas, car si la diarrhée est le symptôme habituel de cette forme d'inflammation intestinale, elle se montre d'un autre côté dans le cours d'autres maladies qui doivent être nettement séparées de l'entérite chronique.

Ainsi donc se trouve justifiée la dénomination ancienne que nous avons cru devoir conserver.

Dans la première partie de ce travail, nous étudierons l'histoire, les causes, la pathogénie et la symptomatologie des diarrhées chroniques. Dans la seconde partie, nous étudierons les cas où les eaux de Plombières réussissent généralement, et les cas où elles sont contre-indiquées.

CHAPITRE PREMIER.

HISTORIQUE. — FORMES ET DIVISIONS.

Nous avons dit quelles étaient les raisons qui nous avaient fait adopter le terme de diarrhées chroniques. Nous ne considérons point la diarrhée comme une entité morbide, idiopathique ; ce n'est qu'un syndrome pathologique, répondant à des lésions multiples de l'intestin ou survenant dans le cours d'affections diverses qui ne retentissent que secondairement sur l'intestin.

La diarrhée, se manifestant dans une multitude de maladies, attira de bonne heure l'attention des médecins ; aussi se trouve-t-elle mentionnée dans les œuvres des pathologistes de toutes les époques, depuis Hippocrate.

Hippocrate a consacré un grand nombre de chapitres à l'étude de la séméiologie, du pronostic et du traitement de la diarrhée. Il a parlé des diarrhées critiques, des diarrhées bilieuses, et de la diarrhée chronique.

Mais, quoique la diarrhée soit indiquée dans tous les traités généraux, ou dans les monographies des maladies dont la diarrhée est un symptôme, ce n'est qu'en 1677 que Ravelly publia le premier une monographie sur la diarrhée.

Ce mémoire fut suivi des travaux de Cockburn, Herman de Barenberg et Colson où la diarrhée est étudiée d'une manière générale. Parmi les auteurs qui ont traité de l'une ou de l'autre de ses variétés en particulier, nous citerons Schneider, Leichner, Vesti, Bergen, Schrader, Coscawitz, Fr. Hoffmann, Camérarius, Werkhagen, Clarks, Edwards.

En 1763, Sauvages, dans sa *Nosologie méthodique*, s'occupe de la diarrhée qu'il définit ainsi : « Diarrhæa « est recrementorum et excrementorum ut plurimum « fluxiliorum frequens per anum dejectio morbosa, id est « constans et notabilis. » Les anciens auteurs qui précédèrent Sauvages, prenant en considération, tantôt les caractères physiques des déjections, tantôt une étiologie plus ou moins bien établie, tantôt un symptôme concomitant, distinguèrent un grand nombre de variétés diarrhéiques.

Sauvages réunit ces diverses variétés, et sans les rattacher préalablement à telle ou telle forme générale, il admit les vingt et une espèces suivantes :

« 1° Diarrhæa stercorosa (Rivière), a ventriculo et ci-« bis corruptis (Sennert), stomachalis (Gasp. Hoffmann), « fluxus cibalis, bénéfice de ventre ; 2° diarrhæa vulga-« ris, a toto corpore, sine febre (Sennert) ; 3° diarrhæa « febrillis (Boerhaave), a toto cum febre (Sennert) ; « 4° diarrhæa pituitosa, alvum alvi profluvium (Piso) ; « 5° diarrhæa carnosa (Wedel), ad dysenteriam acce-« dit hic morbus, 6° diarrhæa variolosa, rubeolas sub-« sequens (Sydenham) ; 7° diarrhæa acrasia, incon-« tinence du ventre ; 8° diarrhæa biliosa (Alex. de « Tralles), cœliaca (Cœalius Aurelianus) ; 9° diarrhæa

« arthritica (Sydenham et Baglivi) ; 10° diarrhæa serosa (Piso), cerebralis (Gordon), aquosa (Fr. Hoffmann), lymphatica (Lambsura) ; 11° diarrhæa purulenta (Fr. Hoffmann); 12° diarrhæa chiliensis (Feuillée); 13° diarrhæa colliquativa (Rivière), atrophicorum (Junker), fluxus colliquativus (Sennert) ; 14° diarrhæa verminosa, a vermibus (Sennert) ; 15° diarrhæa a dentitione (Sennert) ; 16° diarhæa ab hypercatharsi (Sennert) *ea est quam venenum catharticumve inopportune assumptum excitat ;* 17° diarrhæa choleroides (Junker) ; 18° diarrhæa adiposa (grasfondure moltengrease des Anglais); 19° diarrhæa lactentium (dévoiement des enfants de lait) ; 20° diarrhæa febricosa (Morton) ; 21° diarrhæa pleuriticorum (Sydenham et Baglivi). »

Cette longue énumération résume pour ainsi dire à elle seule les opinions professées sur la nature de la maladie (Monneret et de la Berge).

En 1806, Dreyssig (1) divise la diarrhée en diarrhées : *A*, spasmodiques; B, endémiques; *C*, épidémiques; *D*, périodiques; *E*, aiguës; *F*, chroniques; *G*, simples; *H*, critiques. Il décrit les espèces suivantes : « 1° diarrhæa stercoracæa ; 2° diarrhæa aquosa ; 3° diarrhæa colliquativa ; 4° morbus vicarius ; 5° diarrhæa cinerea belgarum. »

Hecker (2) établit trois grandes classes : *A*, diarrhée idiopathique; *B*, diarrhée symptomatique ; *C*, diarrhée critique. Dans la première, il place treize varié-

(1) Handwœrterb. der medic. klin., t. II, Erfurth.
(2) Lexic. med. theor. pract., t. II.

tés : « 1° diarrhæa stercoracea, saburralis, cibalis, cra- « pulosa ; 2° diarrhæa catarrhalis, rhumatica serosa, « aquosa ; 3° diarrhæa mucosa ; 4° diarrhæa biliosa ; « 5° diarrhæa acida ; 6° diarrhæa terminosa ; 7° diar- « rhæa habitualis ; 8° diarrhæa colliquativa ; 9° diar- « rhæa putrida ; 10° diarrhæa purulenta ; 11° diarrhæa « sanguinea ; 12° diarrhæa verminosa ; 13° diarrhæa « lienterica. » Il distingue ensuite des diarrhées : *A*, aiguës ; *B*, chroniques ; *C*, éphémères ; *D*, intermittentes ; *E*, périodiques.

Broussais (1), pour qui entérite et diarrhée signifient la même chose, les divise en : 1° diarrées inflammatoires, 2° diarrhées bilieuses, 3° diarrhées par action musculaire de l'intestin (celles que déterminent la frayeur, le froid des pieds, les odeurs fortes, les affections morales, la commotion du cerveau), 4° diarrhées chroniques apyrétiques, 4° diarrhées sèches.

Rostan (2) admet quatre espèces de diarrhées. Elles dépendent : 1° d'un travail inflammatoire ; 2° d'une maladie chronique éloignée ; 3° d'une maladie de la muqueuse ; 4° de l'influence du système nerveux.

Roche décrit : 1° la diarrhée déterminée par la colyte ; 2° la diarrhée déterminée par l'entérite ; 3° la diarrhée stercorale ; 4° la diarrhée nerveuse ; 5° la diarrhée bilieuse ; 6° la diarrhée muqueuse ; 7° la diarrhée séreuse ; 8° la diarrhée des convalescents.

Dalmas, qui avait fait sa thèse en 1808 sur la diarrhée, en donne la définition suivante : il y a diar-

(1) Hist. des phlegm. chron., t. II.
(2) Cours de médecine clinique, t. II.

rhée lorsque les excrétions alvines sont plus fréquentes que de coutume, la matière de ces excrétions plus liquide et plus abondante, qu'il s'y joigne ou non de la fièvre ou des coliques. Il fit, en 1835, l'article DIARRHÉE du *Dictionnaire de médecine*, et divisa les diarrhées en : *A*, diarrhées idiopathiques, 1° D. bilieuses, 2° D. muqueuses, 3° D stercorales, 4° D. des convalescents, 5° D. des enfants ; *B*, diarrhées sympathiques, celles qui accompagnent le travail de la dentition; *C*, diarrhées métastatiques ; *D*, diarrhées critiques; *E*, diarrhées symptomatiques.

J. Copland (1) distingue : *A*, diarrhées idiopathiques, 1° D. stercorea (Sauvages), fusa (Good), 2° D. a cibis corruptis (Sennert); *B*, diarrhées symptomatiques, 1° D. biliosa, 2° D. serosa, 3° D. catarrhalis (Boerhaave) mucosa (Cullen, Good), 4° D. par ulcération des follicules muqueux, 5° D. lienterica; *C*. diarrhées puerpérales ; *D*, diarrhées des enfants; *E*, diarrhées de la race noire.

En 1843, les auteurs du Compendium définissent ainsi les diarrhées : « C'est un besoin plus ou moins répété d'aller à la selle, déterminant l'évacuation, quelquefois douloureuse, presque toujours peu abondante de matières fécales liquides ou de matières sécrétées par les follicules intestinaux, sans exhalation sanguine simultanée dans la cavité de l'intestin. Ils critiquent avec raison les divisions des auteurs que nous avons cités plus haut. Ils reprochent à Copland de considérer comme constituant des genres

(1) Dict. of. pract. med., part II.

distincts la diarrhée puerpérale, celle des enfants et celle de la race noire; mais leur division est aussi bien incomplète. Ils admettent :

A, diarrhées idiopathiques, comprenant : 1° la diarrhée nerveuse; 2° la diarrhée asthénique; 3° la diarrhée des enfants (celle que Billard attribue au surcroît d'énergie vitale qui, à une certaine époque du développement organique de l'appareil digestif, se manifeste dans les follicules mucipares des intestins).

B, symptomatiques : 1° d'une phlegmasie intestinale plus ou moins intense (D. stercorale, muqueuse, bilieuse, des convalescents, de la dentition, puerpérale, des camps); 2° de la fièvre typhoïde; 3° du choléra; 4° de la phthisie pulmonaire; 5° des affections cancéreuses de l'appareil digestif ou de ses annexes (lientérie, flux cœliaque); 6° de quelques maladies du cœur; 7° de la plupart des maladies chroniques arrivées à leur terme (D. colliquative); 8° de certaines fièvres intermittentes; 9° de certaines résorptions (D. putrida).

C, critiques, survenant dans les exanthèmes, la variole, la pleurésie, l'ascite, etc. (D. serosa, æquosa, pleuriticorum).

Cette division est tout aussi incomplète que les précédentes, et, comme le fait judicieusement remarquer M. Gombault dans son article du *Nouveau Dictionnaire de médecine et de chirurgie pratiques :* « Depuis la publication du Compendium, il y a certaines diarrhées qui ne rentreraient plus dans le cadre qu'avaient traité les auteurs de ce remarquable ouvrage. » Parlant de la division de la diarrhée en aiguë et chronique, MM. Monneret et de la Berge trouvent que « cette division scholastique n'a rien de commun avec les causes et la nature de la maladie. » Nous verrons tout à l'heure l'importance des causes et de la nature des diarrhées chroniques, les travaux remarquables auxquels la diarrhée chronique a donné lieu dans ces dernières années; on s'explique difficilement comment les auteurs du Compendium n'ont point insisté sur le caractère de chronicité qu'affecte quelquefois la diarrhée.

Les auteurs des traités classiques de pathologie n'ont pas tous consacrés des chapitres spéciaux à la diarrhée. Grisolle la décrit avec les affections qu'elle accompagne; Graves s'occupe du traitement de certaines diarrhées; Bouchut, Barrier, Rilliet et Barthez, se sont occupés de la diarrhée des enfants; M. Durand-Fardel, de la diarrhée des vieillards : M. Laboulbène a décrit l'entérite diphthéritique.

Bamberger (1) divise le catarrhe intestinal en primitif et idiopathique, ou bien secondaire et symptomatique.

Parmi les causes, il admet d'abord; *a.* refroidissement surtout des pieds et du bas-ventre; *b.* abus des aliments et des boissons ; *c.* médicaments et poisons, abus des purgatifs; *d.* la présence des vers intestinaux ; *e.* la rétention des matières fécales ; *f.* la diarrhée bilieuse.

Puis il admet les diarrhées typhiques, dysentériques

(1) Bamberger. Handb. der spec path. and ther, band XI. Erlangen, 1855.

tuberculeuses et cancéreuses, puerpérales et pyohémiques. Enfin, il admet des diarrhées reconnaissant pour cause des obstacles à la circulation, par suite de maladies du foie, des poumons et du cœur.

Trousseau, dans ses leçons cliniques de l'Hôtel-Dieu, consacra plusieurs leçons à l'étude de la diarrhée.

Il ne tint aucun compte de la division adoptée par les auteurs classiques, et après avoir ainsi défini la diarrhée : « Lorsque les évacuations alvines sont tout à la fois plus liquides, plus fréquentes et plus abondantes qu'elles ne doivent l'être normalement, que ces matières soient constituées par le résidu des aliments non digérés ou incomplétement digérés par le produit des sécrétions intestinales, pancréatiques, hépatiques, qu'elles renferment ou non du sang ou des débris de membranes, on dit qu'il y a diarrhée », il établit la division suivante basée sur sa seule expérience clinique.

Il admet sept espèces de diarrhées : 1° la diarrhée catarrhale ou phlegmasique ; 2° la diarrhée sudorale ; 3° une sécrétion anormale de l'intestin sous l'influence de certains troubles de l'innervation; 4° une diarrhée catarrhale, consécutive à un flux intestinal excessif; 5° une diarrhée, par excès de tonicité intestinale ; 6° celle qui résulte d'un vice de l'alimentation; 7° celle qui se lie à l'exitence de maladies organiques.

Trousseau s'occupa aussi de la diarrhée chronique, de celles qui se lient à la tuberculose, à la syphilis à l'herpétisme, au catarrhe chronique simple de l'estomac et enfin de la diarrhée chronique dépendant d'une alimentation insuffisante.

M. le professeur Germain Sée s'est occupé de la diarrhée chronique dans ses leçons cliniques faites à la Charité.

Pour lui, si le contenu intestinal se meut, se déplace avec une telle rapidité qu'il abandonne l'organisme avant que les principes alimentaires, avant que les sucs destinés à les élaborer aient subi leur transformation complète, avant qu'il y ait résorption des principes qui doivent être résorbés par la veine porte et par les vaisseaux lymphatiques, il y a diarrhée.

Dans une prémière classe, M. G. Sée étudie les diarrhées nerveuses ou nervo-motrices. La pathogénie de ces diarrhées est étudiée avec soin et bien des faits intéressants ont été mis en lumière.

C'est en se fondant sur les faits les plus récents qui nous ont fait connaître l'innervation et la physiologie des contractions intestinales, que le professeur de la Charité établit la pathogénie de ces diarrhées.

La seconde classe comprend les diarrhées alimentaires chroniques ou lyentériques, où les selles dites chyleuses et les selles graisseuses sont étudiées avec un soin tout particulier.

La troisième classe est celle des diarrhées muqueuses chroniques.

La quatrième est celle des diarrhées séro-albumineuses.

C'est surtout à la pathogénie physiologique que s'est attaché M. G. Sée, et l'innervation et la physiologie de l'intestin et des diarrhées ont été étudiées d'une manière remarquable par le savant professeur de la Charité.

Widerhofer divise les diarrhées en trois classes

1° La diarrhée dyspeptique, ayant son point de départ dans l'estomac;

2° La diarrhée catarrhale ayant son siége dans l'intestin grêle;

3° La diarrhée phlegmasique ayant son siége dans le gros intestin.

M. le Dr Gueneau de Mussy, dans ses leçons faites à l'Hôtel-Dieu, a beaucoup étudié les diarrhées chroniques. Il s'est surtout attaché à l'étude des diarrhées qui se lient aux grandes diathèses arthritiques, herpétiques, syphilitiques et tuberculeuses. La pathogénie, les symptômes et surtout le traitement de ces maladies ont été de la part de l'éminent médecin de l'Hôtel-Dieu, l'objet d'une attention toute spéciale où se révèlent toutes les qualités du clinicien.

M. Gombault, dans le *Nouveau Dictionnaire de médecine et de chirurgie pratiques* établit les divisions suivantes :

1° Diarrhées tenant à une maladie du tube digestif.

Dans ce groupe, M. Gombault place les maladies inflammatoires du tube digestif, la diarrhée catarrhale, épidémique, spécifique, celle qui accompagne les tubercules, le cancer.

2° Diarrhées survenant sous l'influence d'une maladie générale, les lésions intestinales n'existant pas ou n'existant que consécutivement. L'auteur range dans cette classe la diarrhée survenant dans les fièvres éruptives, puerpérales, pyémiques, typhoïdes.

Puis les diarrhées qui sont sous l'influence des diathèses rhumatismales, tuberculeuses, cancéreuses. Enfin la diarrhée critique.

3° Diarrhée par influence nerveuse.

Nous venons d'exposer les différentes divisions adoptées par les auteurs. Nous allons étudier maintenant les causes et la pathogénie des diarrhées chroniques, pathogénie que nous prenons pour base de notre division.

CHAPITRE II.

ÉTIOLOGIE ET PATHOGÉNIE.

Lorsque les phénomènes de la digestion stomacale sont terminés, la masse alimentaire passe de l'estomac dans l'intestin grêle. L'orifice pylorique s'ouvre pour laisser passer cette masse, qui s'introduit par portions fractionnées dans le duodénum. Là, elle se mélange à la bile, au suc pancréatique, et parcourt les différentes parties de l'intestin grêle jusqu'à la valvule de Bauhin, qui sépare l'iléum du gros intestin.

Ce sont les contractions péristaltiques de l'intestin qui font progresser la bouillie alimentaire. Ces contractions sont opérées par les fibres longitudinales et les fibres circulaires de l'intestin. Les fibres longitudinales, en se contractant, amènent pour ainsi dire l'intestin jusqu'à la portion de masse alimentaire qu'il doit saisir, tandis que les fibres circulaires placées derrière cette masse la chassent devant elles.

Mais les contractions de l'intestin se font, même à l'état normal, d'une façon très-irrégulière. MM. Legros et Onimus dans leurs *Recherches expérimentales sur les mouvements de l'intestin*, sont arrivés à établir les faits suivants :

Les mouvements propres à l'intestin sont de trois sortes : 1° le mouvement péristaltique, qui est le mouvement normal; 2° le mouvement antipéristaltique; 3° la contracture.

« De quelle nature sont les contractions de l'intestin ?

A l'état ordinaire on n'en observe que d'une sorte, c'est le mouvement péristaltique ; mais on peut rencontrer également dans certaines conditions anormales ou pathologiques, des contractions de longue durée qui envahissent à la fois et immobilisent une certaine partie ou la totalité du tube intestinal en la maintenant contractée. Dans ce cas, à vrai dire, c'est plutôt de la contracture qu'une contraction. Enfin on a décrit un mouvement antipéristaltique qui succéderait au mouvement péristaltique et serait son antagoniste, tantôt plus faible et permettant aux matières de progresser vers le rectum, tantôt plus fort et les entraînant alors du côté de l'estomac.

Ce mouvement antipéristaltique n'existe pas habituellement ; lorsqu'on l'observe, c'est un accident. » (Legros et Onimus.)

Si l'on examine un intestin en mouvement, on aperçoit une série d'ondulations dont on peut quelquefois déterminer la direction. L'ondulation part d'un point, et se propage lentement jusqu'à un autre point plus ou moins éloigné où elle s'éteint. Cela se passe ordinairement dans un très-petit espace, et le reste de l'intestin reste en repos.

En même temps que l'intestin en contraction diminue de calibre, il se raccourcit, c'est-à-dire que les fibres longitudinales agissent comme les fibres circulaires. Immédiatement après la contraction, survient l'état de repos des muscles qui ramène la portion d'intestin contracté au volume primitif. Pour MM. Legros et Onimus, c'est précisément ce repos des muscles et ce retour de l'intestin à l'état de repos que l'on a pris pour le mouvement antipéristaltique normal. Ces observateurs ont également trouvé que les contractions étaient plus fréquentes à la partie supérieure du canal intestinal, et n'en ont jamais trouvé plus de dix-huit par minute.

Après une série de contractions, il y a généralement un repos prolongé. Les muscles de l'intestin se reposent donc, et se reposent d'autant plus qu'ils sont contractés plus activement.

En résumé, les mouvements normaux de l'intestin grêle consistent en une série d'ondulations qui progressent du côté de la terminaison du tube intestinal; chaque contraction est suivie d'un repos.

Le mouvement péristaltique du gros intestin offre beaucoup d'analogie avec celui de l'intestin grêle; comme dans ce dernier, on voit des contractions successives, et chaque contraction est suivie d'un retour à l'état normal. Cependant il y a quelques différences notables dans le gros intestin, la contraction est plus longue et plus puissante, il y en a trois ou quatre par minute; de plus, elle se fait lentement et cesse lentement. Quant au mouvement antipéristaltique, ce n'est pas le mouvement normal de l'intestin, il ne se combine pas avec les mouvements péristaltiques de l'intestin, c'est un accident.

Nul ne niera que la contraction normale de l'œsophage se fait de haut en bas; lorsqu'elle se fait de bas en haut, dans le vomissement ou l'éructation, c'est un accident, un fait anormal.

Ce qui se passe à la partie supérieure du canal digestif a lieu également dans l'intestin grêle et le côlon. Si dans un point quelconque de l'intestin, il se produit un arrêt prolongé des matières, il y a lutte d'abord, les muscles cherchent à vaincre l'obstacle ; s'ils n'y peuvent parvenir, le sens des ondulations change peu à peu, et bientôt le mouvement antipéristaltique existe seul. Il n'est même pas nécessaire qu'il y ait interruption complète du cours des matières, il suffit d'une excitation inusitée de l'intestin pour déterminer le renversement des contractions ; la présence d'une grande quantité de bile, les vers intestinaux, les substances irritantes ou incomplètement digérées, le simple pincement de l'intestin, sont autant de causes qui peuvent les déterminer.

Il en est de même dans le gros intestin : lorsque des matières gazeuses ou solides arrivent à l'anus et que la volonté intervient pour les retenir, la contraction du sphincter anal se prolonge de bas en haut aux fibres du rectum, et refoule les matières à une certaine hauteur, il s'opère là un mouvement antipéristaltique limité. On sait que ce mouvement antipéristaltique du gros intestin ne peut jamais faire refluer les matières dans l'intestin grêle ; telle est la cause des vomissements qui surviennent dans les cas d'étranglement du côlon et même quelquefois après un lavement pris en temps inopportun. (Legros et Onimus).

Lorsque les intestins sont immobiles, ils peuvent se trouver dans deux états opposés : tantôt il y a repos absolu des muscles, et c'est le cas le plus ordinaire ; tantôt il y a contraction tétanique, c'est alors une véritable contraction que l'on peut produire artificiellement, et qui se montre dans divers états pathologiques ou après une contraction violente, soit de la muqueuse, soit des parois intestinales.

L'innervation de l'intestin est excessivement complexe; elle reconnaît plusieurs sources.

Il faut noter un point important, c'est que dans la portion sous-diaphragmatique du tube digestif, le système cérébro-spinal se trouve aux deux extrémités du tube. Le système sympathique occupe seul la partie intermédiaire. Cette double source d'innervation implique donc l'existence de fonctions spéciales dévolues aux portions initiales et terminales du cylindre gastro-intestinal. En d'autres termes, à quoi servent les rameaux nerveux émanés du centre cérébro-spinal qui se rendent aux deux extrémités de l'appareil digestif?

Pour répondre à cette question, nous allons tout d'abord essayer de préciser les usages du nerf pneumogastrique en ce qui touche l'intestin.

Et d'abord remarquons que les deux extrémités de l'intestin sont fermées par deux sphincters, le pylore et l'anus, et que tous les deux sont animés par des nerfs d'origine cérébro-spinale.

Mais tandis que le sphincter de l'anus reçoit directement l'influence de l'axe rachidien par les filets du plexus sacré qui s'y rendent, le pylore ne reçoit les rameaux émanés du pneumo-gastrique qu'après l'adjonction de fibres nerveuses, venant du plexus solaire et des ganglions qui en dépendent.

Quant à l'intestin lui-même, tous les rameaux nerveux qui l'animent proviennent des ganglions sympathiques. Ceux-ci constituent principalement le plexus mésentérique supérieur, dépendance lui-même du plexus solaire. On sait que celui-ci tire son innnervation de la moelle, par l'intermédiaire des nerfs, grand, moyen et petit splanchniques. Les fibres lisses de l'intestin, dans les phénomènes de contraction vermiculaire qu'elles présentent, obéissent donc absolument aux mêmes lois que tous les muscles de la vie organique. Mais, probablement en raison de l'importance très-grande des phénomènes mécaniques auxquels cette portion de l'appareil digestif doit suffire, la disposition même des terminaisons nerveuses y est fort complexe. L'on sait, en effet, que les filets du grand sympathique, pénétrent entre les tuniques de l'intestin, et y constituent les plexus d'Auerbach et de Meisner.

En effet, indépendammment des mouvements qui ont pour siége la tunique musculaire de l'intestin et qui ont pour but de faire avancer dans ce tube la masse alimentaire en voie de digestion, des actes plus complexes se passent dans les villosités dont les alternatives de contraction et de resserrement favorisent l'absorption intestinale et la marche du chyle à l'origine des vaisseaux absorbants.

Mais les phénomènes les plus importants auxquels président les nerfs émanés du plexus solaire sont ceux de la circulation sanguine dans le réseau capillaire de la muqueuse intestinale.

On connaît les expériences des frères Cyon, qui ont fixé définitivement la physiologie des nerfs splanchniques sur ce point.

La circulation intestinale, en effet, agit comme régulateur de la circulation générale et ne borne pas son action à présider à l'introduction des produits assimilables de la digestion dans le milieu intérieur de l'économie.

Les excréments contiennent : 1° du mucus intestinal et quelques principes de la bile, composés d'acide glycocholique et taurocholique avec des bases alcalines, puis de matières colorantes : biliverdine, etc. ; 2° puis des substances alimentaires digestibles, mais non digérées et des substances indigestibles.

Ainsi certaines parties de la viande, telles qu'aponévroses, tendons, ne se digèrent pas, et on les retrouve telles quelles dans les matières. Mais on retrouve aussi des matières alimentaires très-bonnes, non digérées ; parce que le contenu stomacal se vide partiellement, mais rapidement, de sorte que certaines portions échappent à la chymification et que, dans l'intestin, elles échappent à l'action du suc intestinal.

On retrouve quelquefois de la caséine, de l'albumine concrétée et même des grains de fécules ayant échappé à la transformation sucrée.

Il y a dans les végétaux des parties qui échappent à l'action des sucs digestifs, tels que les tiges des feuilles, fibres végétales, grains, pépins, noyaux. On les retrouve dans les excréments, ainsi que les sels terreux des os non dissous par le suc gastrique, l'excès des substances albuminoïdes elles-mêmes lorsque la quantité d'aliments ingérés est disproportionnée avec les besoins de la réparation.

Enfin, il se trouve encore dans les matières fécales des débris, des cellules épithéliales détachées de l'intestin. Ces débris se présentent souvent sous la forme de matières blanchâtres et grisâtres. On les prenait autrefois pour du chyle ou du chyme. On avait même désigné ce phénomène sous le nom de chylorrhée. S'il est admissible que, dans beaucoup de cas, des aliments ayant subi un commencement de digestion soient mêlés aux matières diarrhéiques, surtout chez les enfants, la physiologie ne permet cependant plus de voir du chyle dans les flocons et les traînées de couleur blanche qui existent fréquemment dans les selles. Ce sont, en réalité, ou des lambeaux d'épithélium, ou des matières exsudées, des sécrétions morbides, ou enfin des portions de pus.

La consistance de matières dépend de la quantité d'eau et des sécrétions intestinales. Normalement les matières fécales contiennent 70 à 80 0/0 d'eau.

La quantité des matières que l'on rend chaque jour dépend de la qualité des aliments et non de leur quantité, car certains aliments sont absorbés tout entiers, tandis qu'il y a certains aliments dont on rejette 1/6e. En effet, si l'on donne à un chien 1,200 à 1,500 grammes de viande par jour, il rend environ 40 grammes de matières fécales, tandis que s'il est nourri avec 1 kilogramme de pain, il rendra de 150 à 200 grammes de matières fécales. (G. Sée.)

Nous venons de rappeler en quelques lignes les principaux actes de la digestion intestinale et la composition des excréments. Nous allons maintenant étudier les modifications de ces fonctions et de ces excréments dans les cas de diarrhées chroniques.

La diarrhée est une évacuation trop prompte du

contenu intestinal, avant la résorption et l'élaboration des parties alimentaires.

Le nombre des garde-robes n'a aucune signification au point de vue du diagnostic, car on peut n'aller qu'une ou deux fois par jour et avoir des selles diarrhéiques. Tandis que chez certaines personnes, il y a trois ou quatre gardes-robes par jour et les matières ne sont pas pour cela diarrhéiques.

La quantité des matières importe peu également, car nous avons vu que c'était la qualité et non la quantité des aliments qui détermine la quantité des matières fécales.

La consistance des matières dépend de la quantité d'eau qu'elles contiennent. Nous avons vu qu'à l'état physiologique, les matières fécales contenaient de 70 à 80 pour 100 d'eau. Or, dans des cas pathologiques, on peut voir la quantité d'eau monter à 97 et 98 pour 100 (choléra). Il ne reste plus que deux parties solides.

Quelle est la cause de cette liquidité?

Pour M. le professeur Germain Sée, la cause la plus importante de cette liquidité, est la *diminution de la résorption de l'eau et des liquides contenus dans le bol alimentaire.*

La résorption est prouvée par ce fait, que les matières fécales sont plus solides que les matières alimentaires contenues dans l'intestin grêle.

La résorption se fait à toute la surface de la muqueuse de l'intestin, mais si les matières, pour une raison quelconque, viennent à séjourner trop peu de temps dans l'intestin, la résorption ne pourra se faire et il y aura dans les matières une plus grande quantité de liquide. Le passage des matières dans ce gros intestin étant trop court, elles sont rendues dans un état identique à ce qu'elles sont dans l'intestin grêle.

Mais cet excès de liquide peut dépendre aussi d'une augmentation dans la sécrétion des glandes intestinales, ou bien de la bile et du suc pancréatique, soit sous l'influence de certains troubles de l'innervation, soit d'un état phlegmasique ou catarrhal de l'intestin.

Tous les éléments sécréteurs du tube intestinal, en y comprenant le foie, peuvent être affectés et fournir leur contingent aux produits excrétés en même temps que l'activité digestive normale est altérée. (N. Gueneau de Mussy.)

Les éléments du sang peuvent aussi apparaître dans la formation de la diarrhée.

Dans les diarrhées séreuses, c'est le sérum qui passe.

Ainsi dans le choléra, la quantité d'eau contenue dans les matières est de 99 pour 100. Mais ce qui caractérise surtout les selles cholériques, c'est leur richesse en chlorures alcalins. Carl Schmidt a démontré qu'elles ne contenaient qu'une quantité très-minime d'albumine. Les concrétions riziformes qu'on observe dans le choléra épidémique sont formées presque exclusivement par des masses épithéliales entremêlées d'un peu de mucus.

« La spoliation portant surtout sur les éléments aqueux et salins du sang, son albumine étant à peine compromise, on s'explique facilement la prompte réparation des déperditions pendant la convalescence, le rétablissement rapide des cholériques; les éléments histologiques du sang sont moins usés que le sérum, l'anémie est rare, ou du moins transitoire, et ce qui est plus rare, c'est la désalbumination du sang; aussi ce liquide n'offre-t-il aucune tendance à s'infiltrer dans le tissu cellulaire, les hydropsies sont tout à fait exceptionnelles. » (G. Sée.)

Dans la diarrhée, on voit apparaître dans les matières, des sels biliaires, de la stércorine (Flint), de l'urobiline.

Les matières grasses prennent aussi quelquefois des proportions considérables. Enfin les sels (de potasse, de soude, calcaires, magnésiens) très-peu considérables à l'état normal, deviennent plus abondants dans les matières diarrhéiques. (G. Sée.)

Nous allons étudier maintenant les causes de la diarrhée chronique. « Les lésions de l'appareil digestif ont des causes nombreuses, dont le mode d'action est intimement lié aux fonctions mêmes de cet appareil. Dans la majorité des cas, elles sont produites par des agents venus du dehors, toxiques ou miasmatiques, et qui, les uns, agissant par absorption, les autres, par élimination, localisent de préférence leur action sur telle ou telle autre partie. D'autres fois, elles naissent et se développent sous l'influence d'un vice originel ou diathésique, et enfin, elles sont dans quelques circonstances l'effet de l'altération d'un autre organe, notamment d'une affection chronique du cœur ou des reins. Or, suivant le mode d'action de sa cause productive, chacune de ces lésions possède des caractères propres, une évolution spéciale, et constitue, pour ainsi dire, une espèce à part.

« Conséquemment, il importe de différencier et de fixer ces types anatomiques, qui sont des caractères précieux pour la déterminaison des types pathologiques et des maladies. » (Lancereaux.)

Ainsi donc il y a des causes qui agissent *directement* ou *primitivement* sur la muqueuse intestinale, et d'autres qui n'agissent que *consécutivement* ou *secondairement.*

Nous abordons maintenant l'étude des diarrhées chroniques qui reconnaissent pour cause une action directe sur l'intestin, c'est-à-dire les *diarrhées chroniques primitives.*

Parmi celles-ci, nous devons signaler les diarrhées aiguës, qui passent peu à peu à l'état chronique.

M. Durand-Fardel explique parfaitement les causes complexes qui amènent ainsi la chronicité de la diarrhée.

« L'entérite aiguë des enfants et surtout celle des adultes, est sujette à passer à l'état chronique sous une double influence : d'abord les écarts de régime, si difficiles à éviter alors qu'il s'agit d'un appareil dont l'activité est sans cesse renaissante et se trouve si étroitement soumise à la manière dont on la met en jeu. Lorsque l'entérite aiguë paraît toucher à sa guérison, ou qu'elle se traîne à l'état subaigu, les fonctions de l'estomac, toujours troublées pendant la période d'acuité, reprennent leur régularité, sollicitent une alimentation effective, et, si une attention très-scrupuleuse ne veille pas sur cette dernière, l'intestin trop vivement excité s'enflamme de nouveau, et il suffit de quelques rechutes de ce genre pour donner aux altérations dont la résolution paraissait prochaine, un caractère de fixité qui la constitue à l'état chronique. » (Durand-Fardel.)

Dans l'observation VIII, que nous relatons au chapitre VI, nous voyons un exemple frappant d'une diarrhée chronique, d'une intensité remarquable, survenue pendant la convalescence d'une variole.

Dans le plus grand nombre des cas, la diarrhée chronique est le résultat de l'hyperémie et du catarrhe intestinal.

C'est la suite d'*irritations locales*. (Niemeyer.)

En première ligne, parmi ces causes d'irritations intestinales, nous devons placer l'usage d'une mauvaise alimentation.

Une nourriture abondante, prise trop rapidement, occasionne la diarrhée, parce que les aliments, mal broyés, arrivent dans l'intestin sans avoir pu subir entièrement la digestion stomacale.

Arrivés dans l'intestin, ils jouent le rôle de corps étrangers, irritent mécaniquement la muqueuse et à la longue amènent une inflammation chronique de l'intestin.

On rencontre souvent cet état chez les enfants à la mamelle, au moment du sevrage; il est dû à une alimentation trop abondante.

« Ce serait une erreur de croire qu'il suffit, pour l'éviter, de faire choix d'une nourrice saine ayant du lait de bonne qualité ; il faut encore qu'il y ait un rapport convenable entre la richesse alimentaire du lait et la capacité digestive du nourrisson : tel lait trop riche en graisse, qui provoque l'entérite chez un enfant peu vigoureux, peut être parfaitement toléré par un sujet plus robuste. » (Jaccoud.)

Au moment du sevrage, le changement de nourriture, la mastication encore incomplète provoquent souvent de la diarrhée qui tend à revêtir le caractère chronique. Cet accident se voit surtout chez les enfants sevrés de trop bonne heure et auxquels on fait ingérer des aliments solides qu'ils sont encore impuissants à broyer.

Si la quantité des aliments joue un grand rôle dans la genèse des entérites chroniques, leur qualité n'a pas une moindre importance.

Les aliments en voie de décomposition, l'abus des épices, l'altération des organes masticateurs, le défaut d'insalivation des aliments peuvent être des causes de diarrhées.

«Les troubles de la sécrétion salivaire, en diminuant ou en altérant la diastase, peuvent nuire à la digestion des matières amylacées; sans doute, celles-ci retrouvent des ferments dissolvants dans d'autres portions du tube digestif, mais nous ne savons pas si la salive, comme d'autres sécrétions digestives, la bile, les sucs gastriques et pancréatiques, ne peut pas concourir à prévenir ces fermentations anomales et quelquefois putrides, dont la diarrhée peut être la conséquence.

La diminution, l'altération des sucs gastriques et pancréatiques, en enlevant aux matières protéiques le dissolvant qui les transformait en peptone, deviennent des causes d'indigestion, les aliments peuvent traverser le tube digestif sans avoir subi l'élaboration digestive et être rejetés au dehors très-incomplétement modifiés, ce qui constitue la lientérie.» (Gueneau de Mussy.)

La rétention prolongée des matières fécales est aussi une cause fréquente de diarrhée.

Les produits de leur décomposition irritent directement la muqueuse intestinale, avec laquelle ils restent longtemps en contact. Cette irritation intestinale devient quelquefois le point de départ de péritonites limitées et consécutivement il se forme des flexions, des déformations et des tiraillements de l'intestin (Virchow).

Enfin, l'action trop souvent répétée des purgatifs peut amener la diarrhée chronique de deux façons différentes. Soit par suite de l'hypercrinie intestinale provoquée par l'abus des purgatifs salins, soit par l'irritation topique et par la congestion qu'entraîne l'usage des drastiques.

L'influence miasmatique sur la genèse des diarrhées chroniques a été l'objet d'un travail important de la part de M. le Dr Jules Simon.

Ce médecin distingué a eu l'occasion d'observer plusieurs cas de diarrhées périodiques, revenant constamment aux mêmes heures. Dans un premier cas de cette nature, il administra le sulfate de quinine et le malade guérit. Frappé de ce résultat, M. Jules Simon ayant eu l'occasion de voir un certain nombre de diarrhéiques venant des pays chauds ou de pays palustres, se servit de ce moyen et en tira des résultats inespérés. C'est à la suite de la publication d'un certain nombre d'observations qu'il est arrivé aux conclusions suivantes : (1)

1° L'influence palustre peut s'exercer sur l'intestin comme elle se manifeste sur la peau. La diarrhée et la sueur n'ont point, dans ce cas, d'autre principe.

2° La diarrhée peut suivre la marche aiguë et chronique soit d'emblée, soit alternativement. Les rechutes sont fréquentes.

3° Tantôt elle se présente seule, indépendamment de toute autre manifestation palustre (fièvre larvée), tantôt elle accompagne, précède ou suit la fièvre intermittente. Quelquefois, dans ce cas, elle peut subir une aggravation au moment des retours de chaque accès.

Le seul fait d'avoir habité un pays à fièvre, peut faire naître la diarrhée spécifique, et le séjour dans un milieu humide, à émanations telluriques, comme les puits, peut produire le même accident. (Dr Jules Simon.)

« *L'intoxication urémique* se manifeste dans certains cas par des troubles intestinaux qui se montrent quelquefois isolés et indépendants de l'urémie à forme cérébrale dont ils constituent, il est vrai, le plus souvent des signes précurseurs ou concomitants.

Le médecin doit donc apprendre à les reconnaître alors qu'ils existent seuls pour en tirer des signes indicateurs, et par leur aide, prévenir, s'il se peut, les dangers qu'ils annoncent. » (Fournier.)

Parmi ces troubles intestinaux, l'inappétence est habituelle, le vomissement est le symptôme le plus

(1) Arch. gén. de médecine, 1870, p. 196.

important *et la diarrhée est le fait le plus habituel.* La diarrhée urémique est abondante, souvent colliquative. Les matières alvines contiennent du carbonate d'ammoniaque.

Les troubles intestinaux produits par l'urémie ont été bien étudiés par Treitz, Fournier et Lancereaux. Dans ces cas-là, c'est surtout la muqueuse intestinale qui élimine une grande quantité d'urée. Celle-ci versée dans le tube digestif s'y transforme toujours en carbonate d'ammoniaque.

Ce sel produit l'irritation, la blennorrhée, le ramollissement, le catarrhe, la mortification et la destruction dysentérique des tuniques intestinales. Il y a plusieurs formes de dysentéries qui n'ont point d'autre origine.

Les lésions intestinales de l'urémie ont été bien étudiées par Treitz et M. Lancereaux.

La résorption du carbonate d'ammoniaque contenu dans l'intestin donne lieu à une intoxication ammoniacale du sang. Cette intoxication peut également être la conséquence de la résorption directe d'une urine ammoniacale.

Nous reproduisons ici une observation due à M. Lancereaux et où les altérations intestinales sont remarquables, et ont pû être parfaitement étudiées :

Observation I.

Entérite urémique.

J.-H..., jeune homme de 18 ans, robuste et bien constitué, exerçant la profession de garçon limonadier, entrait en 1860 à l'Hôtel-Dieu, avec un certain degré de tuméfaction œdémateuse à la face et aux jambes, laquelle ne tarda pas à disparaître. Le 14 octobre 1862, il s'y faisait de nouveau recevoir.

Trois semaines auparavant, il avait été pris d'éblouissements et de vertiges, son œdème était revenu, puis il souffrait d'une diarrhée persistante. En même temps, il venait d'être atteint de toux et d'oppression. Les téguments sont pâles et décolorés. Les urines traitées par l'acide nitrique donnent lieu à un précipité abondant.

La diarrhée continue, l'oppression s'accroît, l'oreille perçoit un souffle pneumonique, les forces faiblissent et la mort à lieu le 29 octobre.

Autopsie. — La membrane muqueuse de la partie supérieure du rectum, épaissie, plissée, grisâtre ou ardoisée, injectée sur quelques points, présente une éruption d'apparence furonculeuse, caractérisée par des saillies en forme de tubercule, dont le centre est constitué par une eschare jaunâtre, tandis que la circonférence est le siége d'une injection des plus vives. Constituées par des éléments en voie de transformation graisseuse, ces eschares existent dans une grande étendue du rectum et se trouvent en moins grand nombre dans les côlons. Les parois de l'intestin grêle et de l'estomac sont plus épaisses; la membrane muqueuse de ces organes, de teinte grisâtre ou pâle, pigmentée au pourtour d'un grand nombre d'orifices glandulaires, est recouverte d'un liquide abondant, visqueux, épais et très-adhérent, composé de mucus et de débris épithéliaux. Jointe aux caractères particuliers de la lésion du rectum, cette coïncidence, qui est la règle, établit des différences sensibles entre l'altération de l'urémie et celle de la dysentérie. Les reins, lobulés, d'apparence lardacée à la coupe, présentent une dégénérescence amyloïde des vaisseaux et une altération graisseuse des épithéliums des tubuli. La rate et le foie sont peu affectés; le ventricule gauche est légèrement hypertrophié; l'aorte est intacte; dans les poumons existent quelques lobules hépatisés; cerveau pâle, mais du reste normal.

« Coloration ardoisée et épaississement de la muqueuse de l'intestin grêle, saillies furonculeuses de celles du gros intestin sont, comme l'indique notre observation et d'ailleurs l'expérience, des lésions secondaires à la maladie de Bright ; mais je dois prévenir que ces lésions atteignent rarement ce degré. Le plus souvent, en effet, l'entérite urémique revêt la forme catarrhale, la membrane muqueuse, épaissie, recouverte de mucosités visqueuses et adhérentes, parsemée de replis saillants, prend une teinte plombée, ardoisée ou blanchâtre, comme si elle avait été lavée et présente des dépôts pigmentaires aux extrémités des villosités et au pourtour des glandules. Quelquefois même, l'entérite urémique s'accompagne d'un certain degré de diminution du calibre intestinal.

Cette altération est commune à la plupart des affections rénales, quelle que soit leur origine, pourvu qu'elles troublent la fonction urinaire et qu'elles se prolongent. Ce serait donc un tort de penser qu'elle n'appartient qu'aux lésions décrites sous la dénomination générique de maladie de Bright. Car nous l'avons plusieurs fois rencontrée dans les affections kystiques et tuberculeuses étendues des glandes urinaires et même avec des cancers utérins suivis de néphrite secondaire. Mais elle est plus fréquente peut-être dans la néphrite intertitielle qu'accompagne l'altération des artères rénales ou même de tout le système aortique, et dans la dégénérescence amyloïde, que dans toutes les autres formes d'altération brightique. La dégénérescence graisseuse est la forme dans laquelle on l'observe le moins souvent et cela sans doute à cause de la rapidité de son évolution dans un grand nombre de cas. » (Lancereaux.)

Nous allons maintenant étudier une autre variété de diarrhées chroniques. Celles que nous venons de signaler reconnaissaient pour cause une action directe sur la muqueuse intestinale,

Nous les avons désignées sous le nom *de diarrhées primitives.* D'autres diarrhées, au contraire, ne se rencontrent que dans certaines maladies constitutionnelles ou dans certains états pathologiques.

Enfin quelques-unes de ces diarrhées sont causées par des altérations de la circulation dues à des lésions d'organes voisins, ou bien à des lésions du système nerveux. Nous les désignerons sous le nom de *diarrhées consécutives ou secondaires.*

La diarrhée chronique peut être l'expression d'états pathologiques très-différents.

« Quand une maladie à marche habituellement aiguë suit une marche chronique, il faut presque toujours chercher dans un état constitutionnel la cause de cette chronicité. Dans quelques cas, la persistance des causes occasionnelles qui ont favorisé, dès le début, l'évolution du travail morbide, la mauvaise direction du traitement, une hygiène inintelligente, entretiennent le trouble fonctionnel, et quand il a duré pendant un certain temps, quand il est devenu une manière d'être invétérée de l'organisme, il tend à persister sous l'influence de cette loi d'habitude, qui n'a pas moins d'influence sur les anomalies des fonctions que sur leur exercice régulier et normal.

C'est dans les antécédents du malade et dans ceux de sa race qu'on trouvera l'étiquette de l'affection constitutionnelle qu'il faut toujours supposer et chercher derrière une altération fonctionnelle chronique. » (Gueneau de Mussy.)

L'influence des maladies générales, diathésiques, sur l'affection symptomatique qui fait le sujet de notre étude, est indiscutable.

Une des raisons qui rend cette étude si complexe et si difficile, est la diversité des opinions qui partagent encore les pathologistes. Les uns, en effet, effrayés peut-être de l'obscurité du sujet, nient toute influence diathésique dans la production de la diarrhée. D'autres, poussés sans doute par un esprit de généralisation trop étendu, mettent incessamment en jeu l'arthritis, le rhumatisme, la goutte et même l'herpétisme dans l'étiologie de la diarrhée chronique.

Certes, en face d'opinions aussi contradictoires, émises par des auteurs également compétents et dignes de foi, il est difficile de se former une opinion précise sur un sujet aussi compliqué. Loin de vouloir juger en dernier ressort la question en litige, nous essaierons seulement d'étudier ici la part qui incombe aux diathèses dans la production du phénomène, et les modalités qu'elles lui impriment.

Et d'abord existe-t-il des diarrhées arthritiques, rhumatismales, goutteuses, herpétiques? Les diverses manifestations diathésiques offrent-elles des particularités suffisantes pour qu'il soit permis de reconnaître leur origine et leur nature? Ces deux premiers points établis, il nous restera à étudier les indications qui en dérivent au point de vue du traitement.

Nous n'avons pas à entrer ici dans les débats qu'a soulevés la question de l'arthritisme, dans ses rapports avec le rhumatisme et la goutte. Un maître éminent dont l'autorité en pareille matière est assurément incontestable, a chaleureusement défendu cette cause, et nous ne saurions mieux faire que de reproduire ici ses propres arguments : « Notre arthritis est l'arthritis des anciens, par nous réhabilitée et dépouillée des hypothèses qui en obscurcissaient la conception. Le vice goutteux, en effet, ne nous a pas paru plus digne d'être accepté que l'influence de l'acide urique dans le sang. Notre arthritis comprend, non-seulement les affections articulaires attribuées au rhumatisme et celles attribuées à la goutte, mais encore les affections cutanées et viscérales relevant des deux.

« Nous avons recomposé cette grande unité morbide en prenant pour guide les règles que nous avons données comme étant les seules capables de contenir l'esprit dans la voie d'une saine observation, c'est-à-dire en comparant entre elles les affections au point de vue de leurs symptômes, de leur ordre de succession, de leur traitement. » (Bazin) (1).

Soutenu par l'autorité de l'éminent clinicien de Saint-Louis, nous croyons pouvoir admettre d'une façon irrécusable l'existence des diarrhées chroniques de nature arthritique, en appliquant à ce mot la signification étendue que M. Bazin lui a donnée. Nous n'ignorons pas cependant que, pour être complet, il faudrait établir dans cette grande classe des diarrhées de nombreuses subdivisions. Le rhumatisme articulaire aigu, que Baillou avait déjà au siècle dernier séparé de l'arthritis, n'est pas en cause dans le sujet qui nous occupe.

(1) Leçons sur le traitement des maladies chroniques, p. 320.

Il en est de même de ces formes de diarrhées aiguës soudaines et le plus souvent fugaces, que l'on voit survenir dans le cours des accès de la goutte aiguë, ou alterner avec eux. Leur acuïté même nous autorise à les éliminer de cette étude.

Il ne nous reste donc à considérer ici que ces formes essentiellement chroniques persistantes, que l'on pourrait presque appeler torpides, qui surviennent chez des individus affectés d'arthrites goutteuses ou rhumatismales anciennes, ou bien chez des sujets exempts de toutes manifestations articulaires, mais qui accusent dans leur passé pathologique des antécédents de rhumatisme ou de goutte. Tantôt enfin, et c'est le plus grand nombre, les diarrhées chroniques affectent des individus absolument indemnes de ces deux maladies, et chez lesquels l'examen approfondi fait reconnaître l'existence des manifestations larvées de l'arthritis, telles par exemple, que des uréthrites non blennorrhagiques chez les hommes, des vaginites, du catarrhe utérin, de la dysménorrhée chez les femmes, et chez tous, quelques-uns de ces phénomènes pathologiques qui portent l'empreinte de la maladie générale dont elles dépendent. Interrogez tous ces malades, examinez-les avec un soin jaloux, et vous trouverez chez chacun d'eux ces phénomènes pathologiques spéciaux, qui sont, pour ainsi dire, le reflet de la diathèse dont leur organisme est imprégné. Et si enfin votre examen est resté stérile, remontez à leurs antécédents héréditaires et les maladies de leurs ascendants vous permettront de mettre l'étiquette pathologique sur cette diarrhée dont la nature, sans cela, vous fût restée inconnue. Telle est, en peu de mots, l'idée que l'on doit se faire des diarrhées arthritiques.

Pour peu que l'on ait observé des arthritiques, l'on voit chez un grand nombre d'entre eux, des accidents intestinaux suivre une marche indépendante de celle des manifestations articulaires, tantôt l'on voit, au contraire, ces douleurs articulaires alterner bien évidemment avec des troubles du tube digestif, et surtout avec de la diarrhée. M. le Dr Guéneau de Mussy, dans ses remarquables leçons faites à l'Hôtel-Dieu, cite plusieurs observations de diarrhées arthritiques. Nous lui empruntons l'observation suivante :

Observation II.

Il y a quelques années, je fus consulté pour un enfant de race arthritique un peu croisée de lymphatisme, qui présentait un enrouement habituel et une toux inquiétante par sa violence et par sa durée. Le pharynx était très-granuleux, la poitrine ne révélait aucune lésion appréciable; je conseillai un voyage à Cauterets : la toux disparut; mais à partir de ce moment, cet enfant devint sujet à des crises de diarrhée revenant plusieurs fois par semaine, accompagnées de douleurs violentes au niveau de l'épigastre, pendant lesquelles l'enfant pâlissait, se tordait et était obligé de garder le lit. Je dépensai inutilement, pour combattre cette affection, tout ce que je savais d'hygiène et de pharmacie.

Malgré ces accidents pénibles, l'enfant se développait et conservait de l'embonpoint; seulement, le fond de son teint était un peu pâle. Enfin, après deux ans de lutte, guidé par les observations d'une mère aussi distinguée par son intelligence que par son caractère, je constatai que, quand quelque mouvement fluxionnaire se manifestait vers un autre organe, quand l'enfant avait un rhume ou une angine catarrhale, affection à laquelle il était très-sujet, les fonctions digestives revenaient à leur état normal.

Je profitai de cette remarque pour prescrire l'application, répétée à huit jours d'intervalle, de vésicatoires sur la paroi abdominale; puis quand depuis quelques semaines aucun trouble intestinal ne fut survenu, je transportai l'action révulsive, et la maintins à demeure sur le bras gauche. L'enfant garda ce vésicatoire pendant sept ou huit mois, au bout desquels voyant que la santé ne s'était pas démentie, que l'enfant était devenu fort et vigoureux, je profitai de la saison chaude pour faire sécher graduellement cet exutoire; je diminuai peu à peu son étendue, en surveillant attentivement l'hygiène du jeune malade, et en lui faisant faire tous les matins des frictions avec une brosse de crin sur toute la périphérie cutanée. Trois ou quatre années se sont écoulées depuis cette époque, et la guérison ne s'est pas un seul moment démentie.

Il est difficile de contester ici l'intervention utile de ces exutoires à demeure, qui sont aujourd'hui généralement proscrits, parce qu'on en mettait à tout le monde il y a cinquante ans. L'abus en était certainement déplorable; mais il y a des circonstances où cette médication devient une ressource très-précieuse, et remplit efficacement une indication très-importante.

Nous avons vu chez ce jeune malade la diarrhée remplacer une congestion de la muqueuse respiratoire; les phénomènes morbides peuvent se succéder dans un ordre inverse chez les arthritiques (1).

« Le rhumatisme, et surtout la goutte, peuvent intervenir dans l'étiologie de la diarrhée; mais celle-ci est en général intermittente. Les vicissitudes atmosphériques, l'impression du froid, les émotions morales, certains aliments ou certaines boissons en provoquent souvent le retour. Elle pourra se montrer plus fréquente et plus opiniâtre à l'automne et au printemps, et chez beaucoup de malades, elle est accompagnée ou précédée de dyspepsie flatulente, de

(1) N. Gueneau de Mussy, Gaz. des hôpit., 1872, p, 67.

gastralgie, de migraine, d'urines sédimenteuses, de phénomènes hypochondriaques, de congestions hémorrhoïdaires ; elle alterne quelquefois avec des arthrites, des myalgies ou des névralgies goutteuses. (Gueneau de Mussy.)

Il y aurait une véritable arthrite goutteuse.

Musgrave, Sydenham et Barthez ont décrit une dysentérie goutteuse.

« Peut-être ces derniers phénomènes, très-rares à la vérité, au lieu d'être considérés comme une des expressions pathologiques de la goutte métastatique de l'estomac, ne seraient-ils que le simple résultat de certains remèdes, tels que le colchique, par exemple, que nous avons vu chez deux malades produire des accidents cholériformes d'une effrayante intensité? Outre ces phénomènes, qui ne surviennent que dans la goutte anomale, il est commun d'en observer d'autres qui se montrent aussi bien dans la goutte régulière que dans l'intervalle des attaques. » (Jaccoud et Labadie-Lagrave.)

Reste à établir l'existence de la diarrhée herpétique, c'est une tâche qui nous eût paru difficile, si elle n'eût été allégée par les récentes recherches entreprises par M. Gigot-Suard, et quoique nous ne partagions pas toutes les opinions émises par cet auteur en ce qui touche la nature intime de l'herpétisme, dont il a, à notre sens, étendu beaucoup trop le domaine, il nous paraît irrécusable aujourd'hui, que les manifestations intestinales de l'herpétisme doivent occuper une place à part dans le cadre nosologique.

Nous aurons, d'ailleurs, l'occasion de présenter dans

le cours de ce travail, plusieurs observations de diarrhées herpétiques recueillies, tant par nous que par des cliniciens dont le talent ne peut pas être mis en doute.

Franck, Tissot, Gintrac rapportent des faits de troubles intestinaux coïncidant et surtout alternant avec des manifestations herpétiques.

« Qu'il soit, comme je le pense, une dérivation de l'arthritisme ou qu'il constitue une diathèse distincte, l'herpétisme, est une cause très-fréquente de dyspepsie et de diarrhée. Il s'exprime sur la peau sous des formes sèches ou humides; il peut, dans l'intestin, donner lieu à ces deux troubles fonctionnels opposés : la constipation ou la diarrhée. On voit des diarrhées qui coïncident avec des manifestations herpétoïdes; plus souvent peut-être elles alternent; tantôt la diarrhée succède à une affection cutanée réprimée ou spontanément guérie, tantôt celle-ci la remplace. » (Gueneau de Mussy.)

M. Gueneau de Mussy, dans ses leçons cliniques de l'hôpital de la Pitié, cite l'observation suivante :

Observation III.

« Une dame de ma clientèle portait, depuis longues années un eczéma chronique de l'oreille. Tant que cette affection resta stationnaire et facile à dissimuler, la malade la toléra ; mais la dartre gagna successivement la joue, puis les paupières. Alors commencèrent les supplications. Elle voulait guérir à tout prix; je luttai contre ce désir. La malade avait plus de 60 ans. Enfin, vaincu par ses instances, je fis usage d'une pommade mercurielle et de quelques doses d'huile de ricin. A la deuxième purgation, l'eczéma disparut, en même temps qu'une diarrhée s'établissait pour durer quatre mois et disparaître à son tour, lorsque la dartre reprit possession de son premier domicile » (1).

M. Gigot-Suard, dans son *Traité de l'Herpétisme*, insiste sur la fréquence des herpétides intestinales qui sont, d'après lui, aussi fréquentes que les herpétides gastriques.

Il rapporte l'observation suivante, prise par un de ses confrères, et qui a bien voulu la lui communiquer :

Observation IV.

M. L..., âgé de 52 ans. Tempérament lymphatico-nerveux.

Père : tempérament sanguin, bonne constitution, mort à 78 ans d'hémorrhagie cérébrale.

Mère : constitution faible, délicate, affectée de bronchite chronique qui présentait les caractères de l'asthme; très-névropathe; morte à 53 ans. Je crois pouvoir affirmer qu'il y avait chez elle de fréquentes démangeaisons à la région dorsale.

2 frères : l'aîné, affecté, dès son bas âge, de blépharite granuleuse qui détermina la chute des cils, et plus tard de névralgies fréquentes.

4 sœurs : chez toutes, apparition à diverses époques, de plaques d'eczéma à la face dorsale des mains et aux clavicules. Chez deux d'entre elles, surdité, qui suivit une marche lente et devint très-prononcée. L'aînée perdit les cils à la suite d'une affection granuleuse des paupières.

En ce qui me concerme, voici ce que je recueille dans mes souvenirs :

Dès le bas âge, coryzas fréquents accompagnés d'une sécré-

(1) Gaz. des hôpit., 1861, p. 257.

tion muqueuse abondante, principalement pendant l'hiver, sans picotements ni douleurs.

De 8 à 12 ans, tempérament faible, délicat, chaque hiver, engelures ulcérées au talon. Éruptions successives et presque continuelles de furoncles aux membres inférieurs, au dos et au ventre. Ces furoncles devenaient le siége d'une suppuration peu louable.

A 16 ans, eczéma sécrétant de la face et des oreilles, qui a duré 3 mois environ.

A 23 ans, étant à Paris, j'eus un épanchement pleurétique dans les deux côtés de la poitrine successivement.

A 26 ans, varioloïde confluente.

1840. Gale traitée par les bains de vapeur.

1845. Mentagre rebelle qui dura trois mois environ.

1856. Début de douleurs gastro-intestinales, accompagnées de vomissements bilieux, de flatuosités, et très-vives quatre à cinq heures après le repas principal. Troubles notables dans la nutrition, amaigrissement prononcé.

L'usage des eaux de Cambo me soulage un peu; mais j'obtins surtout de bons effets des eaux de Pouillon, qui sont à base sodique. Je dois dire que ces eaux provoquèrent une éruption prurigineuse à la partie antérieure des jambes, à la face interne et externe des cuisses et dans la région des clavicules. Cette éruption s'est montrée tous les ans, sur un point ou sur un autre, et *avec elle coïncidait la cessation des douleurs intestinales.*

Une plaque de la largeur d'une pièce de 5 francs, qui présentait tous les caractères d'une dartre squameuse, est restée pendant cinq à six ans, à la partie interne de la jambe, vers le tiers inférieur.

En 1863, eczéma aigu et très-douloureux du périnée, qui a duré depuis deux mois.

Depuis l'apparition des premières éruptions, la santé s'est maintenue assez bonne, quoique l'affection gastro-intestinale n'ait jamais disparu complètement, la langue est toujours restée couverte, surtout à la base, d'un enduit épais, et les troubles fonctionnels, accompagnés de douleurs plus ou moins vives, se sont montrés de temps à autre.

En novembre dernier (1869), les douleurs gastro-intestinales *redoublèrent d'intensité après la disparition d'une éruption eczémateuse* située dans la région des clavicules. Voici ce que j'ai éprouvé à partir de cette époque :

Douleurs vers l'ombilic, quatre ou six heures après le repas principal; cardialgie intense; flatuosités; selles irrégulières, diarrhéiques parfois; matières toujours mal digérées; courbature; faiblesse générale; station verticale très-pénible et même impossible; refroidissement de la peau; découragement; dégoût du travail; affaiblissement des facultés intellectuelles et surtout de la mémoire; langue couverte d'une couche épaisse de mucosités adhérentes, blanchâtre, fendillée à sa base, papilles très-développées; appétit passable; sommeil toujours bon; aucun trouble dans la circulation.

En dépit des soins médicaux ordinaires, cet état est resté à peu près le même jusqu'à la fin de juillet 1869. A cette époque, il s'aggrava encore et devint intolérable. *Aucune éruption n'est apparue cette année.*

La diathèse syphilitique peut donner lieu au même phénomène.

Les travaux de Huet, d'Amsterdam, de Leudet de Rouen, de Muller, de Lancereaux ont jeté un jour tout nouveau sur la syphilis viscérale.

Cullerier (1) a mis hors de doute l'existence des lésions syphilitiques du tube intestinal. Trousseau dans ses leçons cliniques sur la diarrhée chronique, a insisté sur la nature de certaines diarrhées syphilitiques. Il cite l'observation que nous publions plus loin rapportée par MM. Gros et Lancereaux dans leur ouvrage sur la syphilis viscérale. D'autres auteurs ont aussi cité des faits de guérison de diarrhée chronique syphilitique.

(1) Union médicale, 1864.

E. Vidal a observé un cas de diarrhée syphilitique qui guérit par l'iodure de potassium. Gendrin a obtenu un succès rapide de l'emploi d'un traitement mercuriel contre une diarrhée de longue date, accompagnée de cachexie et qui jusqu'alors s'était montrée rebelle à toute espèce de médication entre les mains des meilleurs praticiens.

La diarrhée tuberculeuse doit, au point de vue de la fréquence, tenir le premier rang parmi les diarrhées chroniques, mais il importe de distinguer ici certaines variétés qui peuvent offrir des indications spéciales, aussi bien au point de vue du pronostic que pour le traitement. De toutes ces formes, assurément la plus commune est celle qui se lie aux ulcérations tuberculeuses de l'intestin.

Celle-ci constitue rarement un mal primitif et ce n'est guère que dans l'enfance qu'elle prend ce caractère ; plus souvent elle vient, comme maladie secondaire, s'ajouter à la tuberculose d'autres organes, surtout du poumon. Son point de départ est dans les follicules isolés et dans les plaques de Peyer. Les déjections ont le même aspect que celles du catarrhe intestinal simple et le microscope de même que l'analyse chimique, ne fournit aucun éclaircissement sur la maladie principale.

La seconde forme, peut-être trop méconnue des médecins et trop souvent peut être confondue par eux avec la précédente, est cette diarrhée qui ne se rattache à aucune lésion tuberculeuse de l'intestin et que nous serions tentés de désigner sous le nom de diarrhée chronique des tuberculeux. Liée autant aux troubles sécrétoires de l'intestin lui-même, qu'aux modifications qualitatives de la bile produites par la surcharge graisseuse du foie, cette diarrhée est quelquefois provoquée et entretenue par l'abus de certains remèdes destinés à relever l'état général du sujet (jus de cresson, huile de foie de morue). En pareil cas, on le comprend, la suppression de ces agents fait souvent disparaître les phénomènes qui les ont provoqués. Parfois cependant, ces accidents intestinaux persistent et résistent même à la plupart des moyens dirigés contre eux. La débilité même des sujets nous semble, dans ces formes rebelles, devoir être d'autant plus invoquée qu'elle crée chez eux une sorte d'opportunité morbide, pour nous servir de l'admirable expression de Trousseau.

Il est une troisième variété de diarrhées chroniques qu'on rencontre très-souvent chez les tuberculeux et en particulier dans le jeune âge. C'est la diarrhée qui se lie à la péritonite chronique, de quelque nature qu'elle puisse être. Si nous la plaçons dans ce groupe, c'est que le plus souvent elle est d'origine tuberculeuse, mais le cancer peut aussi la déterminer quelquefois, plus rarement enfin elle succède à la péritonite subaiguë. La pathogénie en est fort simple : les anses intestinales agglutinées par les néo-membranes péritoniques, gênées dans leurs mouvements, ne peuvent exécuter leurs contractions péristaltiques et antipéristaltiques ; l'absorption et la circulation intestinales sont profondément troublées et le résidu alimentaire traverse ordinairement le tube digestif inerte, sans subir l'élaboration nécessaire, d'où résulte une sorte de dysentérie. D'autres fois la constipation opiniâtre en est la conséquence, mais elle est par temps suivie de débacles intestinales. Nous ne citons ici que pour mémoire cette forme de diarrhée, qui doit on le comprendra aisément, se montrer rebelle à toute médication.

Il est encore une dernière forme qui n'appartient que médiatement à ce groupe et que l'on peut considérer comme un des effets lointains de la tuberculose confirmée, c'est celle qui accompagne la dégénérescence amyloïde des vaisseaux et des parois mêmes de l'intestin. Elle ne constitue pas, à vrai dire, une forme spéciale de diarrhée tuberculeuse, elle n'en est qu'un accident indirect, mais toujours ultime.

Cette variété se confond avec l'une des formes de diarrhée que l'on observe quelquefois chez les scrofuleux, car elles dérivent l'une et l'autre du même processus.

La dégénescence amyloïde du tube digestif, relativement fréquente, puisque Fehr l'a constatée 30 fois sur 129 cas de dégénérescence, échappe souvent à l'observation, surtout au début. Son siége de prédilection est l'intestin; les follicules clos, isolés ou agminés, lui servent de point de départ. La muqueuse présente une décoloration notable et un aspect grisâtre, demi transparent. Sa consistance et son épaisseur sont alors généralement augmentées. Frerichs et Hayem ont décrit d'une manière très-précise les ulcérations amyloïdes de l'intestin. Parmi les causes les plus fréquentes de dégénérescence amyloïde, se placent au premier rang les suppurations de longue durée, celles qui sont liées à la scrofule.

On l'a rencontrée également dans des cas de scrofule sans complication de suppuration (Fehr.)

C'est à une cause analogue qu'est le plus souvent due la diarrhée qui survient dans le rachitisme, à la suite de longues suppurations osseuses. (Chevillon.)

Nous serions tentés de rapprocher de ce groupe, les diarrhées qu'il est si commun d'observer à la période ultime de toutes les cachexies.

Mais il serait faux d'attribuer toujours *la diarrhée des scrofuleux* à la dégénérescence amyloïde. C'est bien souvent à une alimentation vicieuse et trop abondante que doivent être attribués les troubles intestinaux. Le tube digestif sans cesse surchargé d'un excès d'aliments, impuissant à accomplir ses fonctions et lassé d'une pareille tâche, se révolte, s'emflamme et la diarrhée survient. La dégénérescence amyloïde ne se montre que dans les périodes les plus avancées de la scrofule. Elle se retrouve encore à la période terminale des maladies hectiques, dans les cachexies produites à la suite de longues suppurations.

Enfin la diarrhée chronique est l'effet constant de tout obstacle à la circulation dans le foie. L'arrivée incomplète du sang dans la veine porte doit nécessairement entraîner une dilatation et un engorgement des veines de l'intestin et par suite le catarrhe intestinal.

On la rencontre encore, mais d'une façon moins constante, dans les maladies des organes de la respiration et de la circulation qui entraînent une déplétion incomplète des veines caves.

« Sous l'influence des obstacles circulatoires, quels qu'ils soient, dans les maladies des organes respiratoires et du cœur, qui empêchent la déplétion de la veine cave, dans les maladies du foie, qui s'opposent à la circulation du sang de la veine porte, dans les hyperémies fluxionnaires intestinales, qui résultent d'un changement de la circulation périphérique, ainsi qu'on l'observe à la suite de vastes brûlures de la peau, l'intestin devient le siége d'un catarrhe simple, et plus tard de lésions plus graves, qui intéressent le tissu muqueux et déterminent des déperditions intestinales souvent mortelles. » (G. Sée.)

Plusieurs auteurs ont admis des diarrhées nerveuses ou nervo-motrices M. le professeur Germain Sée a parfaitement étudié la pathogénie des diarrhées nerveuses. L'influence du système nerveux se manifeste d'une manière continue chez certaines personnes.

Il y a des personnes qui ont de la diarrhée après chaque repas. Cela arrive surtout aux gens irritables, nerveux; leur intestin ne peut garder le bol alimentaire, ils sont obligés de se présenter à la garde-robe après chaque repas, et ils rendent le repas précédent « par suite en quelque sorte de surcharge. »

Il y a sans doute une relation entre les contractions intestinales et celles de l'estomac, Ces relations, dites sympathiques expliquent la diarrhée. Les contractions stomacales excitent celles de l'intestin, d'où l'expulsion du bol alimentaire, non digéré complètement, du repas précédent. (G. Sée).

Parmi les causes de la diarrhée, nous devons citer d'abord l'hérédité. Son action est incontestable et nous n'avons pas besoin d'insister sur ce point, puisqu'il nous suffit de rappeler l'influence de l'hérédité sur les maladies diathésiques, qui sont le plus souvent les causes de la diarrhée chronique.

L'influence du système nerveux est très-grande, aussi cela explique-t-il pourquoi les enfants et les personnes faibles, les femmes par exemple, sont souvent atteints de diarrhée chronique. La diarrhée arthritique peut se manifester dès l'enfance. (Gueneau de Mussy.) Chez les enfants scrofuleux, tuberculeux, etc., chez ceux qui souffrent d'une alimentation mauvaise, la diarrhée prend vite le caractère de la chronicité.

Les conditions climatériques ont été signalées comme pouvant être des causes occasionnelles de diarrhée chronique. Gimelle, dans ses *Lettres sur la Cochinchine*, dit que les diarrhées y sont fréquentes, à cause de l'humidité et de la constitution affaiblie des gens du pays.

D'après Saxby (de Baltasound), les diarrhées sont très-communes dans les îles Schetland et sont souvent incoercibles. Wylie (de Batavia) dit qu'il y a à Java deux formes de diarrhée : l'une légère qui cède facilement à un traitement astringent, et une autre forme, beaucoup plus grave, chronique, qui cède difficilement aux remèdes les plus énergiques.

Nous avons étudié les différentes causes de diarrhées chroniques. Nous avons vu que l'on devait les diviser en deux classes : celles des diarrhées chroniques primitives ou directes, et celle des diarrhées chroniques secondaires ou consécutives. Les premières, qui reconnaissent pour cause une action directe sur la muqueuse intestinale, doivent être divisées, suivant leur origine : 1° en diarrhée chronique simple, succédant à une diarrhée aiguë ou subaiguë ; 2° par troubles fonctionnels ou mécaniques ; 3° par intoxication.

La seconde classe est celle des diarrhées chroniques secondaires ou consécutives, accompagnant des maladies générales ou se rattachant à des lésions locales. Le tableau suivant permet d'embrasser, d'un coup d'œil, la division des diarrhées chroniques.

Diarrhées chroniques primitives reconnaissant pour cause une action directe sur la muqueuse intestinale.	1. Diarrhée chronique simple.	Diarrhée chronique primitive simple succédant à une diarrhée aiguë ou subaiguë.
	2. Par troubles fonctionnels et mécaniques.	1. Diarrhée chronique par excès d'alimentation. 2. Diarrhée chronique par ingesta difficiles à digérer. 3. Diarrhée chronique par ingesta irritants.
	3. Par intoxication.	1. D. chron. miasmatique. 2. D. chron. urémique.
Diarrhées chroniques secondaires ou consécutives accompagnant des maladies générales ou se rattachant à des lésions locales.	4. Par dyscrasies ou maladies générales.	D. chron. arthritique. D. chron. goutteuse. D. chron. herpétique. D. chron syphilitique. D. chron. tuberculeuse. D. chron. scrofuleuse. D. chron. cachectique.
	5. Par obstacle à la circulation.	Maladies du foie. — du cœur. — des poumons.
	6. Nervomotrice.	— du système nerveux.

CHAPITRE III.

ANATOMIE PATHOLOGIQUE.

Nous allons étudier, dans ce chapitre, quelles sont les lésions de l'intestin dans les cas de diarrhée chronique. Nous verrons que s'il est des cas où la diarrhée peut exister, et cela pendant un temps très-long, sans laisser de traces anatomo-pathologiques, il y a cependant d'autres cas où il y a des lésions, et que certaines formes de diarrhées engendrent toujours des lésions identiques et qui leur sont propres. L'intestin, en effet, est un organe susceptible des perturbations les plus diverses, tenant à ses relations, ses fonctions, sa contexture. La muqueuse, riche en vaisseaux, en glandes de toutes espèces, doublée d'un tissu adénoïde, prend part aux grandes fonctions de l'absorption et de l'hématogenèse. Les glandes vasculaires qui l'environnent sont soumises aux lois d'une circulation commune, qui établit entre les organes abdominaux une solidarité inévitable.

Rappelons en quelques mots les couches qui entrent dans la structure de l'intestin.

L'intestin grêle est constitué par quatre tuniques ou membranes qui sont de dehors en dedans : la tunique séreuse, la tunique musculeuse, la tunique celluleuse et une tunique muqueuse.

La *tunique séreuse*, fournie par le péritoine ne nous arrêtera pas; en effet, elle ne prend pas part aux lésions que nous pouvons observer dans les diarrhées chroniques.

La *tunique musculeuse* est composée de fibres-cellules disposées en faisceaux circulaires et de fibres longitudinales.

La *tunique celluleuse* se compose d'un tissu très-lâche qui adhère à la tunique muqueuse et se plisse avec elle, et adhère faiblement à la tunique musculaire.

La *tunique muqueuse* ou *villeuse* présente : 1° une surface interne, adhérente par un tissu séreux assez lâche à la membrane celluleuse, tissu cellulaire susceptible d'infiltration séreuse, sanguine, purulente; 2° une surface interne ou libre remarquable par des duplicatures ou valvules, appelées valvules conniventes, et par les villosités intestinales. Les glandes intestinales sont extrêmement nombreuses; elles doivent être distinguées en : 1° glandes tubuleuses, 2° glandes vésiculeuses ou follicules clos 3° glandes acineuses ou en grappes.

Les glandes tubuleuses ou glandes de Lieberkühn, sont des dépressions en doigt de gant, tapissées d'épithéliums cylindriques et que l'on rencontre sur toute la longueur de l'intestin grêle et du gros intestin. Ces glandes sécrètent le suc entérique.

« Jusqu'à ces dernières années, on n'avait sur ce liquide que des idées erronées ou au moins très-hypothétiques, parce qu'il est très-difficile à recueillir. Aujourd'hui, d'après la méthode de Thiry, on se le procure, en isolant par deux sections une certaine longueur du tube intestinal; on réunit par des sutures les bords qui appartiennent au canal général, de façon à rétablir le cours des liquides; quant à la portion isolée, et restée adhérente seulement par son mésentère, on coud une de ses extrémités de manière à la fermer en cul-de-sac, tandis qu'on laisse l'autre ouverte et fixée dans la plaie abdominale béante; on obtient par cet orifice le liquide intestinal pur de tout autre mélange : on a ainsi un suc limpide, un peu jaunâtre, très-ténu, alcalin, et à propriétés fort peu prononcées, presque toutes négatives; il n'agit ni sur l'amidon, ni sur les graisses; il n'agit pas non plus sur les albumines en général, mais seulement sur la *fibrine du sang*, qu'il transforme en *peptone*. C'est donc presque uniquement un liquide destiné à délayer le contenu intestinal. Sa sécrétion se produit sous l'influence d'excitants mécaniques, tels que la présence d'un corps étranger ou chimique, surtout sous l'influence des acides. Dans les cas pathologiques, il peut être sécrété en très-grande abondance, et c'est ainsi que se produisent ces *diarrhées séreuses* parfois si considérables. » (Küss.)

Les glandes vésiculeuses ou follicules clos, appelées glandes de Peyer, sont sans conduit excréteur et soulèvent un peu la muqueuse dans l'épaisseur de laquelle elles se trouvent. Elles s'ulcèrent et s'ouvrent du côté de l'intestin, dans la fièvre typhoïde avec plaques ulcérées.

Les glandes en grappes ou acineuses, appelées glandes de Brunner, sont subjacentes à la muqueuse duodénale, sous forme de petits grains ronds ou aplatis, grisâtres.

« On voit quelquefois des diarrhées chroniques s'établir sous l'influence apparente de diverses diathèses. Dans la goutte et le rhumatisme, ce sont plutôt de simples catarrhes que de véritables inflammations ; au moins, l'anatomie pathologique n'a point fait connaître de lésions déterminées dans la plupart des cas de ce genre. On peut en dire autant des diarrhées qui surviennent chez les herpétiques. C'est un sujet à étudier et sur lequel nous ne possédons point de données suffisantes. » (Durand-Fardel.)

Il est certain que la diarrhée peut exister, même depuis très-longtemps, et ne laisser aucune trace appréciable; quant aux lésions que l'on trouve après la mort, elles ne nous révèlent point non plus la forme initiale du travail morbide. C'est ce qu'a très-bien fait remarquer M. Gueneau de Mussy :

« En indiquant les lésions qui peuvent accompagner la dysentérie et certaines formes de diarrhée chronique, nous ne voulons pas affirmer que le trouble sécrétoire ne puisse exister, persister même longtemps sans altérations graves ou même sans altérations appréciables des tuniques intestinales. L'observation a prouvé le contraire. Bien moins encore oserions-nous prétendre que les traces de congestions, que les ulcérations observées après la mort nous révèlent la forme initiale du travail morbide ; que ces lésions aient été la cause primordiale des anomalies fonctionnelles, observées pendant la vie. La connexité qui les unit ne peut constituer un rapport de causalité ; les unes et les autres, simultanément développées, peuvent dépendre d'une condition pathogénique commune et plus profonde qui a échappé jusqu'ici à notre appréciation.»

Mais dans l'immense majorité des cas, il y a lésion anatomique de l'intestin. Voici les altérations que l'on a pu observer dans les autopsies faites sur des malades ayant succombé à des diarrhées chroniques.

Les altérations peuvent porter sur la membrane muqueuse et la membrane musculeuse, ainsi que sur le tissu conjonctif qui double ces membranes. L'étendue qu'occupent les lésions est très-variable.

D'après M. Andral, ces lésions se montreraient d'après leur fréquence : 1° dans la partie inférieure de l'iléum, 2° dans le cæcum, 3° dans le côlon, 4° le rectum, 5° le duodénum, 6° la partie supérieure de l'iléum, 7° le jéjunum.

Pour M. Andral, les parois intestinales seraient comme atrophiées. Cette assertion est combattue par presque tous les auteurs. MM. Monneret et L. Fleury, Durand-Fardel, Bamberger, Niemeyer, Lancereaux et Jaccoud ont toujours trouvé les parois hypertrophiées.

La muqueuse est ordinairement boursouflée, veloutée au toucher; quelquefois elle est amollie. Dans ce cas, elle se laisse enlever par un frottement un peu rude.

La *coloration*, presque toujours altérée, est tantôt d'un rouge violacé, ardoisée, surtout quelquefois bleuâtre. Mais la rougeur n'est pas ordinairement uniforme; tantôt elle affecte la forme de plaques étendues: tantôt on la remarque seulement sur les replis intestinaux.

« J'ai vu un remarquable exemple de coloration tranchée dans un cas (diarrhée chronique), où la muqueuse du gros intestin était dans toute sa longueur, épaissie, veloutée et d'un bleu ardoisé. Sept à huit plaques, d'un rouge vif, ou d'un noir foncé absolument mélanique, de l'étendue d'une grosse fève, se trouvaient disposées régulièrement et perpendiculairement à la longueur de l'intestin, au devant de chaque bosselure du côlon transverse. La matière colorante noire paraissait déposée dans le tissu conjonctif qui unit le péritoine à la couche musculaire. » (Durand-Fardel.)

La muqueuse est épaissie. Si l'on pratique une coupe de la paroi intestinale, on constate un épaississement de la membrane muqueuse, souvent aussi de la couche musculaire, ainsi que du tissu conjonctif qui sépare les différentes tuniques de l'intestin.

Souvent le calibre de l'intestin est amoindri d'une manière générale ; ce phénomène est dû plutôt à une rétraction des tissus qu'à l'épaississement des tuniques. Il existe souvent des rétrécissements partiels.

M. Durand-Fardel a signalé la fréquence des ulcérations intestinales chez les vieillards.

Ces ulcérations affectent les formes les plus variées: tantôt arrondies, tantôt allongées, tantôt longitudinales et tantôt transversales ; leurs dimensions varient depuis 1 millimètre carré jusqu'à une pièce de 1 franc. Elles occupent quelquefois l'épaisseur de la membrane muqueuse, tantôt elles pénètrent jusqu'aux couches sous-jacentes ; leurs bords sont très-irréguliers, de couleur variable, le fond, quelquefois constitué par le tissu conjonctif sous-muqueux, est tantôt blafard, tantôt rougeâtre.

Le nombre de ces ulcères est en raison inverse de leur étendue. On n'en trouve guère que deux ou trois au plus quand ils ont une certaine étendue.

Ces ulcérations peuvent traverser l'intestin et déterminer des perforations. M. Bucquoy a trouvé dans le côlon ascendant d'un vieillard des perforations cicatrisées, et autour desquelles il s'était développé une péritonite localisée.

Nous venons de donner les caractères anatomo-pathologiques que l'on rencontre le plus souvent dans les intestins des malades ayant succombé à la suite de diarrhée chronique. Mais comme la diarrhée chronique reconnaît plusieurs causes, il est probable que chacune de ces causes génératrices imprime un cachet particulier à la lésion.

Toute cause morbifique fait subir à l'organisme une modification propre, que celui-ci traduit par des lésions constantes et identiques (Lancereaux). Ce principe incontestablement établi en ce qui concerne la variole et la fièvre typhoïde, est également vrai pour d'autres maladies. M. Lancereaux l'a formulé à propos de la syphilis et de l'alcoolisme, ne serait-il pas également vrai pour la goutte, le rhumatisme, etc. ?

Dans son atlas d'anatomie pathologique, M. Lancereaux a donné plusieurs observations d'entérites de natures très-diverses. Il a cherché à donner les caractères distinctifs propres à chacune des variétés qu'il a eu occasion d'examiner. Toutes les causes de diarrhées chroniques n'ont pu être étudiées et nous ne savons si les caractères assignés par M. Lancereaux à chaque forme d'entérite, ne seront point modifiés par des observations ultérieures ; mais ces restrictions étant faites, nous croyons devoir les reproduire ici et appeler sur ces considérations l'attention de nos lecteurs.

« *Parallèle des entérites.* — Si nous en exceptons les entérites mécaniques ou traumatiques, dont le diagnostic est généralement facile, et la rectite vénérienne ou blennorrhagique, affection toute locale et distincte par son siége, les phlegmasies intestinales dont il vient d'être question, sont, ou bien l'effet d'agents toxiques ayant influencé les parois intestinales, soit par absorption, soit par élimination (émanations des fosses d'aisances, matériaux de l'urine, etc.); ou bien l'expression anatomique d'une maladie générale (fièvre typhoïde, dysentérie); et, dans tous les cas, ces lésions se trouvent surbordonnées à l'action d'un principe délétère.

« Néanmoins, malgré des conditions originelles assez semblables, les entérites présentent des différences en rapport avec la diversité de nature et d'action de l'agent morbigène. La localisation spéciale de *l'entérite typhoïde* aux follicules isolés et agglomérés de l'iléon, la nature et l'évolution particulière de cette lésion folliculaire, tels sont les caractères spécifiques d'une affection qu'il est impossible de confondre avec l'entérite cholérique, par exemple, ou avec toute autre lésion intestinale.

« La fixation de l'*entérite dysentérique* et sa limitation au gros intestin est un caractère qui sépare nettement cette lésion de l'entérite typhoïde, mais qui n'est pas suffisant pour la distinguer de la forme d'entérite chronique, dont j'ai rapporté ci-dessus un exemple.

« Pourtant, cette dernière semble différer par une évolution plus lente, par une répartition uniforme sur toute la muqueuse du gros intestin, contrairement à la dysentérie qui affecte plus spécialement l'S iliaque.

« Reconnaissons la grande analogie de ces lésions, et nous serons porté à penser que leurs causes ne sont probablement pas très-dissemblables.

« *L'entérite urémique* enfin, ne sera jamais confondue avec ces diverses altérations, si l'on tient compte de sa généralisation à l'estomac et aux intestins, de la rétraction de la membrane muqueuse et du revêtement visqueux dont elle est le siége.

« Ces considérations, qu'il est inutile de prolonger, indiquent suffisamment, ce me semble, que les entérites, de même que les gastrites, peuvent bien constituer un groupe anatomique distinct ; mais non ce qu'on appelle une entité pathologique, car elles forment autant d'espèces particulières qu'il y a de causes susceptibles de modifier d'une certaine façon la membrane muqueuse intestinale. Conséquemment, ce n'est pas une médication toujours identique qui peut les combattre, mais bien des méthodes de traitement qu'il importe de varier suivant la condition étiologique sous l'influence de laquelle se sera développée l'entérite.

« Cette manière de procéder, suivie pour les entérites de la fièvre typhoïde et de la dysenterie, doit donc s'étendre à toutes les autres espèces connues. » (Lancereaux.)

CHAPITRE IV.

SYMPTOMATOLOGIE.

L'étude symptomatologique de la diarrhée, nous donne à examiner les symptômes qui sont propres à la diarrhée et ceux qui se lient à la maladie principale.

L'évacuation des matières diarrhéiques est le premier phénomène qui mérite de fixer notre attention. Nous avons vu que le nombre des garde-robes n'était pas le caractère distinctif de la diarrhée, mais que c'était la consistance des matières qui déterminait la diarrhée.

Dans les diarrhées chroniques, le nombre des garde-robes est plus ou moins considérable, depuis 3 ou 4 jusqu'à 40, 50 et même 150 dans les vingt-quatre heures. (Gombault.)

D'après Dalmas, la quantité de matières rendues dans une journée peut s'élever jusqu'à 40 livres.

L'évacuation est ordinairement précédée d'un peu de tuméfaction ou de tumeur du ventre, de borborygmes et d'épreintes, quelquefois de mouvements péristaltiques visibles et palpables de l'intestin, d'une sensation de besoin et de troubles gastriques. Les évacuations ont lieu par jets plus ou moins vifs et sans douleur à l'anus. Elles se succèdent souvent avec une rapidité surprenante et avec une violence qui ne permet pas de résister, et sont suivies chaque fois d'un soulagement immédiat.

Ces phénomènes viennent souvent par crises et varient suivant le nombre des selles. Les selles peuvent être très-abondantes, mais souvent leur abondance diminue dans un moment donné ; elles deviennent alors beaucoup plus irritantes et augmentent le ténesme rectal.

Quelquefois même on éprouve la sensation continuelle d'aller à la garde-robe, et on s'y présente à chaque instant sans avoir d'évacuation.

Le malade a alors une épreinte sèche, la plus douloureuse de toutes. (Gombault.)

Mais lorsque la diarrhée dure déjà depuis un certain temps, les symptômes qui accompagnent l'évacuation s'amendent. Il n'y a plus presque de douleurs et le seul phénomène qui subsiste, est le besoin impérieux d'aller à la garde-robe auquel on ne peut pas résister.

Lorsque la diarrhée dure depuis longtemps, elle produit la faiblesse, l'irritabilité et l'atonie de l'intestin, souvent elle laisse à sa suite un état blennorrhéique du rectum (Spring). Ce dernier canal fait aisément saillie hors de l'anus chez les enfants ; les veines hémorrhoïdaires s'engorgent et la marge de l'anus montre, dans des cas rares, des rougeurs et des excoriations.

L'odeur des matières varie beaucoup ; tantôt inodores, tantôt fades, elles sont d'autres fois horriblement fétides. Leur couleur est variable, tantôt jaunâtres ou verdâtres, quand elles sont formées exclusivement de bile; d'autres fois rougeâtres, quand elles renferment du sang. Dans le choléra elles sont blanchâtres, enfin, elles sont quelquefois grisâtres, semblables à de l'argile.

La nature des garde-robes présente une importance telle qu'elle a servi de base à la classification de M. Germain Sée.

Dans son livre des Anémies, M. Sée demande à la physiologie de prononcer en dernier ressort sur la valeur et l'origine de ces produits éliminatoires.

Or, les uns se rattachent à la série des substances naturellement contenues dans l'intestin ; d'autres ont leur origine dans le sang lui-même, dont le plasma transsude partiellement à travers les capillaires de l'intestin lui-même ; de là des diarrhées stercorales, séreuses, exsudatives. (Germain Sée.)

Diarrhées stercorales. — M. le professeur Sée rappelle, qu'à l'état normal, les matières excrémentitielles sont formées ainsi : 1° les résidus d'aliments non digérés ou non digestibles; 2° les liquides sécrétés par l'intestin, à savoir, le mucus et le suc intestinal; 3° le suc pancréatique et la bile.

La majeure partie de la bile est de nouveau résorbée; l'autre partie se transforme dans le tube intestinal en matière résinoïde et autres produits de décomposition destinés à être éliminés (dyslysine, acide choloïdique, taurine). Les sels biliaires (cholates et choléates) ne se retrouvent dans les excréments que si les aliments parcourent l'intestin trop rapidement, ou s'il y a diarrhée muqueuse, ou si la sécrétion biliaire est augmentée.

Les matières grasses, auxquelles il convient de rattacher la cholestérine, les acides gras, la stercorine, sont quelquefois en assez grande quantité pour donner la consistance de l'acide palmitique (selles graisseuses).

Les sels inorganiques insolublés (phosphates terreux et ammoniaco-magnésiens) et les sels inorganiques solubles (chlorures, carbonates alcalins) ne passent en effet dans l'intestin en quantité marquée, que si les matières n'y séjournent pas. D'après Wesharg, il y aurait 26,7 parties solides pour 100, contre 73,3 parties d'eau contenant ces sels en dissolution.

Si le flux intestinal ne comprend que les aliments indigestibles, il n'y a pas d'inconvénient réel, mais s'il se trouve entraîné au dehors des substances qui sont ordinairement digestibles, il survient bientôt des symptômes d'anémie et de dépérissement. La perte des éléments de la bile n'est préjudiciable qu'autant qu'elle porte sur les sels biliaires.

Diarrhées muqueuses. — M. Sée distingue sous ce nom la perte du suc intestinal digestif, l'hypersécrétion de la membrane muqueuse et l'exsudation muco-purulente. Ces diarrhées muqueuses chroniques dépendent ou d'une excitation locale, ou d'un trouble dans la circulation, ou d'une perturbation dans l'influx nerveux.

L'irritation de la muqueuse a pour résultat la sécrétion peu abondante d'un mucus épais, quelquefois même insuffisant pour constituer un flux diarrhéique.

Niemeyer pense que la couche visqueuse de mucus qui recouvre la muqueuse intestinale peut s'opposer à l'absorption du chyle, enrayer ainsi la nutrition et produire l'anémie ; mais si le catarrhe affecte le gros intestin, ce qui a lieu le plus souvent, la surface absorbante perd son importance. Ce n'est donc pas là son principal mode d'action.

Le mucus, secrété dans l'intestin, semble, au contraire, agir par voie chimique, comme un ferment sur le contenu intestinal ; sa décomposition, dès lors, est prompte et anomale, et il en résulte une grande quantité de gaz qui dilatent l'intestin ; le ventre devient tendre, le diaphragme est refoulé vers le thorax, la respiration est gênée, les vaisseaux artériels sont comprimés, des manifestations congestives ont lieu vers la face et la tête ; les malades se préoccupent sans cesse de leur état ; de là tous les phénomènes de l'hypochondrie, ou le découragement le plus complet, provoqué par ces souffrances diverses. (Germain Sée.)

Diarrhées formées par le sérum du sang. — A la suite de l'action exercée sur la muqueuse intestinale par certains purgatifs salins, la sérosité des capillaires intestinaux passe par voie d'endosmose et de diffusion dans le tube intestinal. La nature des excréments prouve qu'il y a une véritable transsudation du sérum avec triage de ces éléments. L'analyse chimique démontre la présence de l'albumine et des sels du sérum. D'après Carl Schmidt, l'albumine serait en petite quantité, la partie saline cinq à six fois plus considérable que l'albumine, et l'eau plus abondante que dans toute autre transsudation.

Au point de vue pathologique, les transsudations offrent trois types divers, dans le choléra, dans la dysentérie et la fièvre typhoïde.

Les selles cholériques sont caractérisées, par la grande quantité d'eau, leur richesse en chlorures alcalins ; le chlorure de sodium dépasse quelquefois à lui seul toute la masse des matières organiques. L'albumine est en quantité très-mince ; les concrétions riziformes qu'on observe dans le choléra épidémique sont formées presque exclusivement par des masses épithéliales entremêlées d'un peu de mucus.

Les selles dysentériques présentent, au contraire, des caractères opposés ; la partie aqueuse et saline est à peine marquée, mais à une certaine période, les évacuations contiennent une grande quantité d'albumine, du mucus vitriforme et enfin des exsudats fibrineux, des globules de sang et du pus.

Les selles typhiques présentent des caractères mixtes.

Par le repos, ces liquides se séparent en deux parties : l'une contient beaucoup de sels solubles, c'est-à-dire des chlorures comme dans le choléra, mais aussi de l'albumine dissoute, comme dans la dysentérie ; le dépôt, ordinairement mêlé de résidus biliaires, renferme du mucus et une grande quantité de phosphate ammoniaco-magnésien cristallisé qu'on avait considéré comme caractéristique, mais qui se retrouve aussi parfois dans l'état physiologique. (G. Sée.)

Nous allons étudier maintenant les symptômes de chacune des variétés de diarrhées chroniques que nous avons admises dans le chapitre *pathogénie*.

Chacune de ces diarrhées présente des symptômes

qui lui sont communs avec toutes les autres. Mais cependant les causes qui les produisent varient, et on ne peut pas dire que ces diarrhées soient toujours identiques : la diarrhée ne peut constituer une entité morbide et réclamer un seul mode de traitement. Chacun de ses types, ayant une évolution propre, a aussi un mode spécial de guérison et donne lieu à des indications thérapeutiques particulières.

Nous tâcherons d'établir les liens qui rattachent la diarrhée à la maladie principale, sa marche et les indications thérapeutiques que l'on peut tirer de sa pathogénie et de ses autres caractères.

Nous avons vu que la diarrhée chronique succédait rarement à la diarrhée aiguë. La diarrhée aiguë était survenue dans le cours d'une maladie générale, variole, fièvre typhoïde, etc., ou bien les habitudes hygiéniques mauvaises, après avoir provoqué des crises de diarrhée aiguë, avaient modifié les fonctions intestinales, de telle façon que la diarrhée chronique s'était établie petit à petit, je dirais presque à l'insu du malade.

Dans le premier cas, c'est ordinairement pendant la convalescence que la diarrhée passe à l'état sub-aigu, puis à l'état chronique. Les malades, sollicités par les besoins de la réparation, commettent souvent des écarts de régime ; et leur estomac, leur intestin, toujours troublés pendant la période d'acuité, s'enflamment de nouveau. Il suffit de quelques rechutes de ce genre pour donner à une altération dont la résolution paraissait prochaine, un caractère de fixité qui la constitue à l'état chronique. (Durand-Fardel.)

Une fois la diarrhée passée à l'état chronique, les malades présentent des symptômes qui varient beaucoup suivant l'intensité du flux diarrhéique, suivant la constitution du malade et la force de résistance qu'il présente. Notons que les différentes maladies aiguës auxquelles succède la diarrhée chronique, laissent après elles des traces très-différentes, et qu'à la suite d'une variole, par exemple, les effets généraux seront en général moins graves qu'à la suite d'une fièvre typhoïde.

Mais dans ces cas de diarrhées, l'estomac ne reste guère en dehors des troubles de la digestion intestinale : les malades présentent les symptômes d'une gastro-entérite ou d'une dyspepsie gastro-intestinale. Cependant, nous avons vu l'estomac et ses fonctions agissant très-régulièrement à la suite d'une variole ayant déterminé une diarrhée chronique qui dura deux ans. (Observation.)

La guérison peut survenir, et nous avons eu l'occasion d'en observer plusieurs cas à Plombières. Lorsque la maladie n'est pas trop ancienne, les eaux de Plombières, par leur effet sédatif et calmant, amènent souvent une résolution favorable.

En général, ces diarrhées résistent aux moyens pharmaceutiques; au bout d'un certain temps, les forces s'amoindrissent, la maigreur survient, quelquefois extrême. La peau se sèche d'une manière remarquable, elle devient rugueuse, terne, froide aux extrémités, le pouls est faible. Il ne survient de fièvre qu'incidemment et sous l'influence d'accidents aigus intercurrents. Lorsque la mort doit survenir, elle arrive par un affaiblissement et une émaciation graduelle, souvent sans fièvre et sans délire, ou déterminée par quelque complication inflammatoire terminale. (Durand-Fardel.)

La diarrhée chronique, par vice d'alimentation, arrive peu à peu. Tantôt les malades auront pendant longtemps ingéré des quantités d'aliments de digestion d'ailleurs facile, mais en quantité trop considérable. L'estomac sera devenu insuffisant à transformer complétement la masse alimentaire, et une partie des aliments se décomposera dans l'estomac et l'intestin, sans avoir été soumise à l'action des sucs digestifs. D'autres fois, le malade aura fait un usage, même modéré, d'aliments de digestion difficile ; ce sont, dans ce cas-là, les produits de décomposition qui naissent de leur digestion incomplète, qui irritent la muqueuse gastro-intestinale.

Certains aliments sont indigestes, parce que la forme qu'ils ont, en arrivant dans l'estomac, s'oppose à leur parfaite imbibition par le suc gastrique, c'est ce qui arrive aux individus qui mangent avec voracité, avalent sans avoir suffisamment mâché; c'est la même chose qui arrive également aux individus qui ayant perdu leurs dents, se livrent à une mastication incomplète.

Ces diarrhées affectent les mêmes caractères que l'entérite chronique. Sans être grave, elles finissent à la longue par amener des désordres considérables dans la nutrition. La dyspepsie stomacale, qui peut avoir pour terme une gastrite chronique, engendre un état de souffrance continuel, qui se propage à l'abdomen. De là des éructations, des borborygmes, puis enfin un état d'irritation gastro-intestinale avec tout le cortége d'accidents qui s'y rattachent. Cette forme de diarrhée serait facilement combattue si les malades voulaient s'astreindre à une alimentation modérée, appropriée à l'état de leur santé. Une médication convenable, employée à combattre la phlogose gastro-intestinale, peut alors avoir de bons résultats.

L'influence palustre sur la diarrhée chronique est aujourd'hui confirmée par les observations de MM. les Drs Jules Simon, Ferrand et Potain. L'influence maremmatique peut s'exercer sur l'intestin comme elle se manifeste sur la peau. Elle peut suivre la marche aiguë, comme elle peut suivre la marche chronique. Tantôt la diarrhée chronique s'établit d'emblée, d'autres fois elle succède à des accès de diarrhée aiguë. Le diagnostic de la diarrhée palustre est souvent difficile. On s'en convaincra en lisant les observations de MM. J. Simon et Ferrand.

Mais si en présence d'un diarrhéique, on constate l'impuissance des médications ordinairement employées contre la diarrhée, on devra rechercher dans les antécédents du malade s'il n'a pas eu de fièvres intermittentes, ou s'il n'a pas été exposé à l'intoxication maremmatique.

Le seul fait d'avoir habité un pays à fièvre, où le séjour dans un milieu humide, à émanations telluriques, doit éveiller l'attention du médecin. Enfin le sulfate de quinine, qui dans ces cas-là produit des effets merveilleux, sert également alors à éclairer sur la nature de la maladie.

Le nombre de malades qui contractent des diarrhées chroniques dans les pays chauds est considérable. Mais les causes qui amènent ces diarrhées sont très-complexes, en première ligne, nous n'hésitons pas à mettre l'influence palustre; mais pour un grand nombre de cas, l'origine infectieuse n'est pas bien démontrée. L'alimentation est généralement très-épicée dans les pays chauds. Les maladies du foie y sont extrêmement fréquentes. Voilà des causes qui peuvent aussi engendrer des diarrhées chroniques.

La *diarrhée urémique* est le plus souvent un des signes précurseurs ou concomitants de l'urémie à forme cérébrale. C'est donc un signe important, et comme le fait remarquer M. Fournier, le médecin doit donc apprendre à les reconnaître alors qu'ils existent seuls pour en tirer des signes indicateurs, et par leur aide, prévenir, s'il le peut, les dangers qu'ils annoncent.

La diarrhée urémique, abondante, souvent colliquative, est due à l'élimination d'une grande quantité d'urée par l'intestin. L'urée versée dans le tube digestif, s'y transforme en carbonate d'ammoniaque. Ce sel produit l'irritation, la blennorrhée, le ramollissement, le catarrhe, la mortification et la destruction dysentérique des tuniques intestinales.

La résorption du carbonate d'ammoniaque contenu dans l'intestin donne lieu à une intoxication ammoniacale du sang. Cette intoxication peut également être la conséquence de la résorption directe d'une urine ammoniacale.

La diarrhée urémique apparaît au milieu d'un cortége nombreux de symptômes propres à cette intoxication. Nous n'avons pas à faire ici l'histoire de l'urémie, nous renvoyons le lecteur à la thèse d'agrégation de M. Fournier.

Nous avons dit, que sans entrer dans les débats qu'a soulevé la question de l'arthritisme, nous croyons pouvoir admettre d'une façon irrécusable l'existence des diarrhés chroniques de nature arthritique, en appliquant à ce mot la signification étendue que lui a donnée M. Bazin. La nature de notre sujet nous éloigne de l'étude des accès de diarrhées qui surviennent dans les accès de goutte ou bien qui alternent avec eux.

Nous avons à étudier les diarrhées chroniques qui surviennent tantôt chez les individus affectés d'arthrites goutteuses ou rhumatismales anciennes, ou bien qui surviennent chez des individus exempts de toutes manifestations articulaires, mais qui accusent dans leur passé pathologique des antécédents de rhumatisme ou de goutte. L'influence de l'arthritisme sur la diarrhée peut se manifester dès l'enfance. M. Guéneau de Mussy a cité des observations de diarrhées arthritiques chez des enfants. A cet âge, on voit souvent la diarrhée remplacer des manifestations congestives soit du côté des muqueuses respiratoires, soit du côté des muqueuses du tube digestif. Souvent aussi les manifestations suivent une marche inverse.

Les membranes tégumentaires sont souvent le siége de la fluxion arthritique ; elle peut se manifester par des lésions herpétoïdes ou par des diarrhées : sueurs par la peau, catarrhes pour les membranes muqueuses » (Gueneau de Mussy).

Nous avons eu bien souvent l'occasion d'observer à Plombières des malades chez lesquels les manifestations articulaires ou tégumentaires alternaient avec de la diarrhée.

Voici un cas assez curieux de ces manifestations diverses :

Observation V.

M. X..., âgé de 33 ans, est grand, vigoureux, et habite ordinairement la campagne, où il se livre aux exercices salutaires de la chasse, de l'équitation, etc. Dès sa jeunesse, M. X... a vu souvent survenir des douleurs articulaires qui n'ont jamais duré longtemps. D'autres fois il a eu des douleurs dans les muscles du cou, des lombes, de la pleurodynie; enfin, des troubles gastro-intestinaux, de la dyspepsie et de la diarrhée. M. X... arriva à Plombières, le 7 juillet 1872. Il nous remet une lettre de son médecin, qui nous met au courant des faits précédents, et nous annonce en outre que son client est affecté d'une uréthrite qui est très-tenace, mais disparaît lorsqu'il y a des douleurs articulaires ou seulement musculaires. Le malade a trouvé un affaiblissement des facultés viriles qui le préoccupe beaucoup.

M. X... est resté pendant cinq semaines à Plombières, et pendant ce temps nous avons été témoin de plusieurs de ces métastases qui sont un des phénomènes les plus remarquables que nous ayons observés chez les arthritiques. M. X..., d'un caractère très-enjoué, malgré ses souffrances, nous retraçait ses espérances et toutes ses déceptions, avec une verve étonnante. L'uréthrite était le phénomène qui le préoccupait le plus. La diarrhée avait beaucoup diminué vers la fin de son séjour, mais le malade, au lieu de s'en réjouir, n'avait en vue que la guérison de l'uréthrite et le retour vers l'état de virilité.

Nous avons vu M. X... cet hiver, l'amélioration intestinale persistait. L'uréthrite, après des alternatives d'exacerbation et d'amélioration, avait disparu en ce moment (février 1873). Les facultés viriles étaient revenues.

Ce qu'il a de plus remarquable dans cette observation, c'est la multiplicité des manifestations arthritiques, tant articulaires que vsicérales. Nous pourrions multiplier les observations de diarrhées chroniques qui sont des manifestations de l'arthritisme. Leur pronostic est moins grave que celui des diarrhées herpétiques. Elles affectent moins l'économie.

Que l'herpétisme soit une dérivation de l'arthritisme, ou qu'il constitue une diarrhée distincte, ce n'en est pas moins une cause très-fréquente de dyspepsie et de diarrhée. « On voit des diarrhées qui coïncident avec des manifestations herpétoïdes; plus souvent peut-être elles alternent; tantôt la diarrhée succède à une affection cutanée, réprimée ou spontanément guérie, tantôt celle-ci la remplace ». (Guéneau de Mussy).

Dans nos observations nous avons vu le plus souvent la diminution et l'aggravation de l'affection intestinale coïncidant avec l'apparition ou la disparition des manifestations de l'herpétisme à la peau.

Toutes les manifestations herpétiques de l'intestin ne donnent pas lieu à de la diarrhée. En effet, la quantité de suc intestinal peut être augmentée, mais elle peut aussi être diminuée. Il en résulte tantôt de la diarrhée, tantôt de la constipation.

«De même que l'augmentation de la sécrétion des follicules muqueux intestinaux donne lieu à la diarrhée, de même la diminution de cette sécrétion produit la constipation. Le mucus intestinal est, pour ainsi dire, tout aussi essentiel à cette période de la digestion que les autres produits; non-seulement par sa présence il favorise la progression des matières fécales, son action est dans ce cas toute mécanique, mais encore suivant certains auteurs, il agit comme un ferment sur le contenu intestinal, il en active la décomposition. A ces deux actions, il faut en ajouter une troisième. La sécrétion intestinale devenant insuffisante, la muqueuse manque du stimulant qui lui était nécessaire pour réagir sur le plan contractile. On voit donc que la constipation due à la sécrétion insuffisante du mucus intestinal est complèxe, et s'il est vrai que chacune des actions que je viens d'invoquer peut à elle seule donner lieu à ce phénomène morbide, il n'en est pas moins vrai que le plus souvent il est sous la dépendance de ces actions réunies. » (Martineau.)

C'est donc à la sécrétion exagérée des glandes qu'est due la diarrhée des herpétiques. Ce qui caractérise cette diarrhée, c'est non-seulement l'abondance de la diarrhée, mais encore l'aspect des matières évacuées qui sont séreuses, en général peu colorées, légèrement jaunâtres, d'une odeur stercorale peu prononcée. « Quelquefois les selles entraînent des matières alimentaires non digérées, ce qui tient à l'abondance de la sécrétion séreuse et à l'activité contractile de l'intestin.» (Gigot-Suard.)

Voici un exemple de diarrhée herpétique chez un malade appartenant à une famille d'arthritiques.

Observation VI.

M. X..., âgé de 66 ans, ayant eu de grands chagrins de famille dans ces dernières années, arrive à Plombières pour la première fois le 9 août 1871. Il vient nous voir le jour même de son arrivée, et se plaint d'une diarrhée remontant à plusieurs années. Il appartient à une famille d'arthritiques. Sa sœur, âgée de 71 ans, l'accompagne.

(La consultation de son médecin nous apprend qu'elle est sous le coup d'une diathèse rhumatismale dont les manifestations extérieures ont été rares et peu intenses, à l'exception d'une arthrite localisée au poignet droit, et qui a duré six mois. Le rhumatisme viscéral s'est dessiné chaque année d'une manière de plus en plus accentuée ; il y eut d'abord des alternatives de diarrhée et de constipation, puis de l'hépatalgie, de la fièvre. Celle-ci n'avait pas tardé à revêtir le type intermittent quotidien ou tierce, surtout depuis trois ans. La diarrhée ayant pris un caractère chronique, et affaiblissant beaucoup la malade, elle nous est envoyée à Plombières pour combattre cette dyscrasie. La malade s'est trouvée fort bien de sa saison, et en janvier 1873 l'amélioration s'était maintenue, et sa santé était excellente.)

Comme sa sœur, M. X... a les entrailles extrêmement délicates. Chez lui les manifestations intestinales n'ont point succédé à des arthrites, mais bien à des manifestations herpétiques très-accentuées, soit du côté du cuir chevelu et des oreilles, soit ailleurs. Outre l'affection intestinale, il y a une tendance marquée à l'œdème des extrémités inférieures qui ne tient à aucune affection cardiaque appréciable à nos moyens d'investigation. Un certain allanguissement de toutes les facultés se manifeste depuis quelque temps. M. X..., quoique plus jeune que sa sœur de 5 à 6 ans, semble bien plus usé que sa sœur.

Sur les conseils de son médecin il a fait l'essai des bains de Plombières artificiels ; cet essai a été suivi d'un certain degré d'amélioration et il a été envoyé à Plombières encouragé parce premier succès.

M. X... a de 6 à 12 garde-robes par jour. Elles sont toujours suivies d'un état de faiblesse extrême, et il a quelquefois perdu connaissance à la suite de ces crises. Il est souvent obligé de se mettre au lit. En outre, les soins empressés dont il est l'objet de la part de sa famille, qui voit le danger dans mille petits détails d'alimentation, ont un peu l'inconvénient de le rendre très-timoré sur l'usage des aliments. La crainte de manger des substances qui augmenteront sa diarrhée, lui fait suivre un régime très-affaiblissant qui augmente encore l'anémie.

M. X... commence son traitement le 10 août 1871.

Bains très-courts pour commencer à + 35° C. Le malade se sent très-faible à la suite de ses premiers bains. Douches ascendantes. Eau des dames, en commençant par demi-verre.

Les premiers jours du traitement, le malade est très-fatigué. Il a plusieurs crises diarrhéiques qui l'épuisent. Il persiste dans son traitement. Au bout de dix jours, il n'y a pas encore de résultats appréciables. Douches Tivoli, chaudes, révulsives sur tout le corps. Cependant la fatigue des premiers jours a disparu, le malade se sent plus fort, il fait d'assez longues promenades dans le parc ou dans les environs.

Depuis plusieurs jours la diarrhée a beaucoup diminué. Mais elle revient tout à coup à la suite d'imprudence de table faites par le malade. Au bout de vingt-cinq jours, le malade avait pris 23 bains, 10 douches Tivoli, 15 douches ascendantes et bu tous les jours l'eau de la source des Dames. L'état général était beaucoup meilleur, la diarrhée avait presque cessé, deux à trois selles par jour d'une consistance beaucoup plus liée, ses forces surtout étaient revenues et l'œdème avait presque complètement disparu.

Pendant l'hiver 1871-1872, M. X... s'est assez bien porté jusqu'à la fin de février. Quoiqu'il ne soit pas devenu aussi malade qu'avant le premier traitement à Plombières, cependant sa diarrhée est revenue vers le mois d'avril. Sur les conseils de son médecin, il revient faire une seconde saison. Il arrive à Plombières le 6 août 1872. Son état général est bien meilleur que l'année précédente. Il refait une saison de 21 jours, pendant laquelle, il eut une crise diarrhéique assez intense vers le huitième jour, puis les phénomènes s'amendèrent et le malade partit très-content le 1er septembre 1872. Nous avons eu de ses nouvelles cet hiver et au milieu de février 1873, il se portait fort bien. Un fait remarquable est la disparition des manifestations herpétoïdes, lors de l'apparition de la diarrhée. Elles ne se sont plus manifestées, même après la guérison du flux intestinal.

Nous arrivons maintenant aux diarrhées chroniques syphilitiques. Nous avons dit que les travaux récents avaient démontré l'existence des lésions anatomo-pathologiques de l'intestin. Le traitement de certains cas de diarrhées chroniques par des traitements anti-syphilitiques et leurs succès prouvent assez la nature spécifique de la maladie. (Cas de Vidal, de Gros, de Gendrin).

Les travaux de Cullerier, de Virchow, de Leudet, de Lancereaux ont jeté une vive lumière sur les lésions tertiaires de l'intestin. Ces auteurs signalent l'existence d'un épaississement d'une partie plus ou moins étendue de la muqueuse gastro-intestinale : épaississement ou hypertrophie dont les caractères anatomiques paraissent indiquer une liaison plutôt qu'une simple coïncidence par rapport à l'affection syphilitique.

Fœrster, en 1863, a trouvé une dégénérescence fibroïde des glandes de Peyer, chez un enfant syphilitique qui mourut six jours après sa naissance et qui entre autres affections présentait une pneumonie lobulaire et une bronchite purulente.

M. le professeur Gosselin, dans ses *Recherches sur les rétrecissements syphilitiques du rectum*, établit que le siége de l'altération est ordinairement à 2 ou 3 centimètres de la marge de l'anus. M. Lancereaux, dans son *Atlas d'anatomie pathologique* cite l'observation d'une femme atteinte de syphilis et qui fut soignée à la Charité et à l'Hôtel-Dieu pour des douleurs vagues de l'abdomen et des reins, accompagnées précédemment de constipation, puis d'une diarrhée continue. On constata à 2 centimètres au dessus de l'anus, la présence d'un bourrelet dur, inégal, mamelonné. La malade ayant succombé on constata à l'autopsie, une altération du rectum, d'une étendue de 12 centimètres environ; la muqueuse était presque entièrement détruite. Il existait des bandelettes fibreuses au milieu des tuniques sous-jacentes hypertrophiées, qui constituaient une espèce de feutrage analogue à celui d'une vessie à colonnes. Le vagin communiquait avec le rectum par deux trajets fistuleux. Ainsi, dans ce fait, comme dans ceux du professeur Gosselin, les altérations sont les mêmes. Rétrécissement fibreux du rectum, ulcères et trajets fistuleux.

« Mais en outre, comme cette altération ne se rencontre que chez des individus affectés d'accidents vénériens, il en résulte qu'elle doit être regardée comme une lésion spéciale, conséquence d'une irritation déterminée, soit par le contact du pus blennorrhagique, soit par la présence du virus chancreux. » (Lancereaux.)

Mais il est des cas où la diarrhée survenant dans le cours d'une syphilis viscérale n'est pas sous l'influence de lésions intestinales, mais dépend d'une modification de quelqu'autres viscères et du foie en particulier. Nous avons vu que les maladies du foie, par le trouble qu'elles apportent à la circulation de l'intestin, étaient une cause fréquente de diarrhée.

Les symptômes d'une diarrhée syphilitique n'ont aucun caractère spécial. « Des alternatives de diarrhée et de constipation, plus souvent une diarrhée jaunâtre, quelquefois sanguinolente ou dysentériforme, des coliques vives, tels sont, avec un dépérissement graduel et une cachexie de plus en plus profonde, les principaux symptômes qu'accuse la souffrance de l'intestin. (Lancereaux)

Nous le répétons, la diarrhée syphilitique n'a pas de caractère spécial, c'est principalement sur les manifestations antécédentes ou concomitantes que doit reposer le diagnostic. Cependant la diarrhée survenant dans le cours d'une syphilis peut aussi avoir pour cause des lésions des organes hémopoiétique.

La marche de la syphilis intestinale est ordinairement lente, la durée est longue. La mort survient le plus souvent par suite de l'effet du marasme dû à la diarrhée (ou au rétrécissement du rectum), plus souvent encore d'affections concomitantes ou de complications.

La guérison peut survenir quand la nature de la maladie étant reconnue, on peut diriger contre elle un traitement approprié, comme dans les cas de Vidal, Gendrin et Gros.

Voici l'observation de M. Léon Gros.

Observation VII.

Victorine P..., âgée de 25 ans, entre à l'Hôtel-Dieu, service de M. le professeur Trousseau le 15 décembre 1856. Bonne santé habituelle, sauf de fréquentes migraines; leucorrhée depuis l'âge de 18 ans. En octobre 1856, écoulement verdâtre par la vulve, douleurs vives en urinant; elle affirme n'avoir eu ni chancres ni bubons. *A la même époque s'établit une diarrhée qui résista à tous les moyens.* Deux mois après, fièvre intermittente qui, d'abord quotidienne, devint tierce et dura cinq mois. La diarrhée persista pendant treize moins, se compliquant de lientérie, de gastralgie, de vomissements, de dyspepsie, d'amaigrissement; elle résista à une foule de remèdes, entre autres à l'acide chlorhydrique qui, au début, avait paru réussir, et ne céda qu'au traitement mercuriel.

Dix mois après son entrée à l'hôpital, des douleurs névralgiques se manifestèrent dans les tempes, s'accompagnant d'une excessive sensibilité du cuir chevelu et s'exaspérant notablement pendant la nuit, au point d'empêcher le sommeil. Peu après, la malade accuse des douleurs dans les jambes, dans la profondeur des os, douleurs vives surtout pendant la nuit, mais augmentant autant sous l'influence du froid que sous celle de la chaleur. Quatre mois plus tard apparurent des tumeurs sur les deux tibias, sur le radius droit, puis sur l'humérus gauche; cette dernière existe encore aujourd'hui. La liqueur de Van-Swieten, donnée pendant douze jours, ne fut pas supportée; il en fut de même de plusieurs autres préparations mercurielles. Enfin, depuis trois mois, la malade prend des bains de Sublimé qui calmèrent promptement tous les symptômes.

Aujourd'hui 20 juillet 1858, l'état général est excellent, la diarrhée n'existe plus, les douleurs de tête et les douleurs ostéocopes des membres ont disparu depuis longtemps, les tumeurs gommeuses se sont effacées, à l'exception de celle de l'humérus gauche, qui est encore douloureuse à la pression. La malade accuse un peu de faiblesse dans les jambes; elle se fatigue vite par la marche ou la station debout.

7 août. Je revois la malade, qui continue toujours ses bains; le mieux se soutient; il y a encore quelques douleurs ostéoscopes nocturnes dans le bras gauche, provoquées par la tumeur qui tend au ramollissement; malgré cela le sommeil est tranquille. Frictions belladonnées sur le bras gauche.

Le 21. La tumeur de l'humérus gauche a considérablement diminué; la malade accuse de la raideur et des douleurs dans le creux du jarret droit, et on constate un peu de rétraction musculaire et tendineuse des muscles fléchisseurs de la jambe. L'état général est du reste excellent.

15 septembre. Une vaste ulcération syphilitique existe sur le mollet droit (gomme ulcérée); on continue le traitement par les bains de Sublimé.

15 octobre. L'ulcération est cicatrisée; la tumeur du bras gauche est dissipée; la santé générale de la malade est excellente.

Le 15 novembre, la malade quitte l'hôpital complètement guérie. (Léon Gros).

La diarrhée tuberculeuse est parfaitement connue depuis longtemps déjà. L'importance de la diarrhée au point de vue du pronostic n'avait pas échappé aux cliniciens, et Chomel avait formulé cette loi, que la diarrhée chronique avec fièvre et sueurs nocturnes est un signe à peu près certain de tuberculisation. Trousseau, dans ses leçons de cliniques de l'Hôtel-Dieu, a insisté sur l'importance pronostique de la diarrhée chronique compliquée de fièvres et de sueurs nocturnes.

« Quand, principalement chez des adolescents, vous aurez à traiter une diarrhée chronique compliquée de fièvre et de sueurs nocturnes, faites vos réserves. Ne vous attendez pas à en devenir facilement maître; ou s'il vous arrive de la modérer, de la modifier, ne comptez pas sur une amélioration de trop longue durée, gardez-vous de faire passer dans l'esprit des familles des espérances que vous ne sauriez partager. Le plus souvent, pour ne pas dire toujours, la diathèse tuberculeuse est en jeu ; dans un temps plus ou moins rapproché, elle fera explosion et les malades succomberont. Ainsi prévenus, vous ne serez pas exposés à de fâcheux mécomptes.

Lorsque vous aurez épuisé tout votre arsenal thérapeutique, vous ne vous étonnerez pas d'avoir vu vos efforts échouer contre un mal incurable de sa nature.» Trousseau.)

Nous ne nous arrêterons pas sur la valeur séméiologique de la diarrhée tuberculeuse, elle est suffisamment connue, il est inutile d'insister davantage.

Quant aux diarrhées des scrofuleux, des cancéreux et celles qui se montrent à la fin des maladies chroniques invétérée et dans les cachexies, nous n'insisterons pas sur leur symptomatologie qui n'offre du reste d'autre point intéressant à noter que leur ténacité même et leur résistance à tous nos moyens de traitement. Elles constituent un accident ultime et viennent mettre un terme à la scène pathologique.

Nous avons vu que les maladies du foie du cœur et des poumons qui apportent un obstacle à la circulation de la veine porte, en hyperémiant la muqueuse, amenaient des diarrhées très-opiniâtres.

Un autre fait vient aussi favoriser ces diarrhées, c'est l'appauvrissement du sang. « Ces diarrhées dites colliquatives, paraissent dépendre de la transsudation plus facile et plus abondante du sérum des capillaires intestinaux devenus plus pauvres en albumine; et l'on pourrait les comparer à l'augmentation de la transsudation du sérum dans le tissu conjonctif sous-cutané chez les tuberculeux et les individus atteints d'autres maladies épuisantes. Dans la maladie de Bright, où le sang est encore plus dépourvu d'albumine, et où l'anasarque est encore plus fréquente que dans la phthisie pulmonaire, ces diarrhées colliquatives se montrent aussi plus communément encore que dans cette dernière maladie. » (Niemeyer).

Les diarrhées nerveuses ou nervo-motrices sont très-fréquentes. Nous avons souvent vu à Plombières des malades essentiellement nerveux, dont la diarrhée devait être rattachée à l'influence du système nerveux. Cette influence explique pourquoi les enfants et les personnes faibles, les femmes par exemple, sont souvent atteintes de diarrhée chronique.

Sous le coup d'une émotion, il survient une diarrhée soudaine. L'ingestion d'un nouveau repas provoque une garde-robe où le repas précédent est rendu, par suite en quelque sorte de surcharge. M. Gueneau de Mussy a vu des névropathiques qui avaient de la diarrhée, si elles ne restaient pas couchées après leur repas. Il semble que, dans ce cas, il y ait une incitabilité exagérée du muscles intestinal, que le moindre mouvement met en jeu.

L'action sédative des eaux de Plombières nous a réussi dans un certain nombre de cas de diarrhée essentiellement sous la dépendance du sytème nerveux.

CHAPITRE V.

MARCHE, DURÉE ET TERMINAISON. PRONOSTIC.

La durée de la diarrhée chronique est généralement fort longue. On conçoit, après ce que nous avons dit des différentes variétés de diarrhée, des causes déterminantes ou accessoires qui les ont produites, qu'il est impossible de poser une règle fixe, quant à leur marche et à leur durée. Chaque variété de diarrhée se présente avec des caractères étiologiques, anatomiques, symptomatologiques, plus ou moins tranchés, mais qui ont une influence sur la durée, la marche et le pronostic de la maladie.

Les diarrhées chroniques primitives, qui se sont produites à la suite de troubles fonctionnels ou par irritation mécanique et chimique des parois de l'intestin, n'ont point toujours une marche uniforme. Elles présentent dans le cours de leur durée des alternatives d'améliorations et d'exacerbations.

Elles peuvent se prolonger pendant un temps plus ou moins long ; tantôt quelques mois, plus souvent encore plusieurs années. Enfin certains malades ne guérissent jamais et conservent pendant toute leur vie une grande susceptibilité intestinale. D'autres fois, la guérison peut survenir de deux manières différentes Tantôt elle survient peu à peu, par des gradations insensibles, ou elle peut survenir à la suite d'une exacerbation momentanée de la maladie dans laquelle ont apparu les caractères de la forme aiguë. Enfin la maladie peut se terminer d'une manière funeste, soit lentement par le progrès de la maladie intestinale ; soit rapidement, à la suite d'une complication ou d'une maladie intercurrente.

La diarrhée urémique ne joue qu'un rôle secondaire au milieu du cortége symptomatique de l'intoxication urémique. Au début elle la précède souvent, mais elle est subordonnée ensuite aux phénomènes plus graves de l'urémie.

La diarrhée maremmatique est d'un pronostic grave. Les observations de M. le Dr Jules Simon témoignent de l'efficacité du sulfate de quinine, et si ce moyen se montrait impuissant, l'arsenic pourrait ici rendre de grands services et c'est sans doute à sa présence dans les eaux de Plombières, que l'on doit attribuer les succès obtenus dans le traitement des différentes manifestations de l'impaludisme.

Quant aux diarrhées arthritiques, goutteuses ou rhumatismales, elles sont subordonnées aux particularités individuelles que présentent les malades atteints de cette diathèse.

La diarrhée herpétique, d'après M. Gueneau de Mussy, imprime à l'économie un trouble beaucoup plus profond que celle de l'arthritisme.

Les diarrhées nerveuses n'exercent pas une influence très-grave. Elles sont surtout incommodes, la gravité du pronostic dépend de leur fréquence et de leur intensité.

Les diarrhées syphilitiques ont en général une marche lente, une durée longue.

La guérison peut survenir, comme le prouvent les cas que nous avons relatés dans le cours de ce travail. La mort survient souvent soit par suite du marasme dû à la diarrhée ou aux rétrécissements du rectum, plus souvent encore, d'affections concomitantes ou de complications, M. Lancereaux ne croit pas que l'on ait observé de péritonite ou de perforation intestinales.

La diarrhée scrofuleuse, au debut n'est qu'un épiphénomène, qui n'est pas constant, et n'a point une gravité très-grande. Quant aux diarrhées scrofuleuses qui arrivent à la période ultime, qu'il y ait ou non des suppurations prolongées, elles sont presque toujours dues a des dégénérescences amyloïdes de l'intestin, et nous n'avons point à faire ressortir toute la gravité de leur pronostic.

Il en est de même des diarrhées qui surviennent chez les tuberculeux et à la période cachectique de certaines maladies, telles que le cancer.

Les diarrhées qui surviennent dans le cours des maladies du foie, du cœur ou des poumons, qui sont dues à des obstacles mécaniques au cours du sang de la veine porte, sont subordonnées aux causes qui les ont produites. On ne peut formuler aucune loi à cet égard.

CHAPITRE VI.

DU TRAITEMENT DES DIARRHÉES CHRONIQUES PAR LES EAUX DE PLOMBIÈRES.

Le cadre que nous nous sommes tracé, comporte l'étude des diarrhées chroniques et de leur traitement par les eaux minérales de Plombières.

Nous ne décrirons, par conséquent, que le traitement hydro-thermal des diarrhées chroniques. Il faudrait des volumes pour passer en revue tous les médicaments que l'on a proposés tour à tour pour guérir la diarrhée. Un grand nombre de remèdes n'ont eu qu'un succès éphémère et sont bien vite retombés dans l'oubli dont ils étaient sortis un moment. L'expérience a démontré la valeur d'un certain nombre de médicaments ; leur emploi est trop connu pour que nous ayons à les étudier de nouveau.

Nous ne nous occuperons donc pas du traitement pharmaceutique de la diarrhée, mais seulement du traitement hydro-thermal. Nous essaierons de poser dans quels cas les eaux de Plombières conviennent et dans quels cas elles sont contre-indiqués.

Plombières est un des établissements thermaux les plus importants par l'abondance, la température et l'efficacité de ses eaux.

La ville repose sur un fond de roches granitiques porphyroïdes, qui laisse échapper de toutes parts, à travers ses fissures, des sources abondantes et intarissables, dont les eaux présentent la plus singulière diversité de composition et de température.

Il existe à Plombières vingt-sept sources, soigneusement captées, qui donnent 730 mètres cubes d'eau minérale en 24 heures. Leur température varie entre 10° c. et 73° c.

Nous nous bornerons à les énumérer, en ne donnant que quelques détails sur les deux principales sources, celle du Crucifix et surtout celle des Dames, qui parmi les sources chaudes, sont celles que l'on emploie ordinairement en boisson.

a. *Sources savonneuses.* Elles ont été découvertes en 1680 par Alliot, médecin de Louis XIV. Il y a plusieurs sources abondantes; les unes appartiennent à l'État, d'autres coulent dans des propriétés particulières. Les plus importantes sont celles qui sont recueillies dans la galerie des savonneuses. Ces sources portent les numéros 1 à 5. Elles sont conservées dans un enchambrement particulier pour chacune d'elles. Chaque enchambrement est pratiqué au point d'émergence même

On a donné à ces sources le nom de savonneuses, non-seulement à cause des qualités douces et onctueuses de l'eau qui en jaillit, mais encore et plus particulièrement à raison de la présence habituelle d'une substance blanchâtre, grasse et d'apparence savonneuse, dans les crevasses et les cavités du rocher qui leur donne issue.

Ces eaux sont toutes sans odeur; leur saveur diffère peu de celle de l'eau commune; quelques personnes cependant les trouvent *douceâtres*. Leur limpidité n'est pas parfaite; en observant leur transparence, on y découvre une légère nuance opaline; leur température varie de 15° à 40° centigrades. Les eaux savonneuses sont employées à modifier la chaleur de l'eau thermale pour le service des bains et des douches.

Quant à l'eau savonneuse froide, elle se prend en boisson dans certains cas.

ANALYSE DES EAUX DES SOURCES SAVONNEUSES.

Acide silicique (silice)	0 gr. 0340
Alumine	0 0140
Carbonate de soude avec restes de silicate	0 0240
Carbonate et silicate de potasse	Sensible.
Chlorure de sodium	1 0040
— de calcium — de magnésie	0 0171
Sulfate de soude supposé anhydre	0 0220
Sulfate de chaux supposé anhydre	Peu sensible.
Carbonate de chaux — de magnésie	0 0150
Phosphate Lithine	Indices.
Principe arsenical	0 0002
Sesquioxyde de fer	Indices.
Matière organique azotée	0 0100
Total	0 gr. 1403

b. *Eaux minérales chaudes*. Depuis les derniers travaux pratiqués en vue de capter plus exactement et d'aménager les eaux minérales de Plombières, on compte vingt-neuf sources minérales qu'on peut diviser en trois groupes différents : les sources impériales, les sources de l'aqueduc du Thalweg et les sources isolées.

1° Les *sources impériales*, qui occupent la partie supérieure de l'aqueduc du Thalweg, sont : la source du Robinet romain, la source Stanislas et la source Vauquelin.

Ces sources, à cause de leur haute température, servent principalement à l'alimentation des étuves. Elles donnent par jour 40075 litres d'eau, à la température moyenne de 69°,49 centigrades.

2° *Les sources de l'aqueduc du Thalweg*. On en compte dix-neuf dans l'espace compris entre les nouvelles étuves et le bain tempéré. On les désigne, en remontant l'aqueduc, par les n°s 1, 2, 3, 4, 5, 6, 7, 8. — On a donné le nom du docteur Mougeot à une neuvième source, la seule qui émerge du granit sur le côté nord. — La dixième est dite du Puisard, parce qu'elle sort du fond du puisard alimentaire des pompes de la turbine. — Enfin, sur les parois sud de l'aqueduc, on voit sourdre cinq autres petits filets. A la place de chacune de ces sources, on a construit un enchambrement d'où elles se déversent dans le flot commun qui se réunit dans un conduit en pierre de taille disposé dans le côté sud de la paroi inférieure de l'aqueduc. Le produit de toutes ces sources, y compris celle du Puisard et les Impériales, s'élève à environ 465 mètres 54 centimètres cubes, en vingt-quatre heures, à la température moyenne de 58°,14 centigrades.

3° Les *sources isolées* se composent : de la source *Muller*, de la source du *Crucifix*, de la source du *Bain des Dames*, de la source des *Capucins*, de la source de la *Maison Fournie*, des sources Lambinet ou du Trottoir et des sources Bizot. Il existe une autre source isolée froide ; c'est la source Bourdeille ou source ferrugineuse. Parmi ces sources, les plus importantes par leur température et leur débit sont les sources du Crucifix et la source des Dames.

La *source des Dames*, située sur la rive gauche de l'Eaugronne, dans la salle inférieure du Bain des Dames, sort du granit au pied de la montagne. Le débit et la température de cette source sont assez fixes. Elle donne par jour, 29 mètres cubes d'eau à la température de 51°,40 centigrades. Voici, d'après M. Lefort, l'analyse de l'eau de la source des Dames.

ANALYSE DE L'EAU DE LA SOURCE DES DAMES.

Acide carbonique libre........	0 gr. 012	par litre.
Acide silicique...............	0 027	
Sulfate de soude..............	0 092	
— d'ammoniaque.........	Traces.	
Arséniate de soude............	Traces.	
Silicate de soude..............	0 057	
— de lythine............	Traces.	
— d'alumine............	Traces.	
Bicarbonate de soude..........	0 011	
— de potasse.........	0 001	
— de chaux..........	0 030	
— de magnésie.......	0 006	
Chlorure de sodium...........	0 009	
Fluorure de calcium..........	Traces.	
Matière organique azotée......	Indiquée.	
Total.........	0 252	

La *source du Crucifix* est située sur la rive droite de l'Eaugronne. Son début et sa température ont sensiblement baissé depuis les nouveaux travaux : Elle donne aujourd'hui environ 7 mètres cubes d'eau à la température de 43°,21. C'est l'eau dont on buvait presque exclusivement il y a une trentaine d'années. Mais elle est presque délaissée aujourd'hui. Nous lui préférons de beaucoup l'eau de la source des Dames, qui est presque toujours mieux supportée et qui nous a toujours donné de bien meilleurs résultats.

Voici l'analyse du Crucifix d'après l'analyse de MM. Bouley et Henri.

ANALYSE DE L'EAU DE LA SOURCE DU CRUCIFIX.

Acide silicique	0 gr.	0200
Alumine	0	0120
Silicate de soude	0	0518
— de potasse	0	0080
— de chaux — de magnésie	0	0454
Chlorure de sodium — de potassium	0	0450
Sulfate de soude anhydre	0	0810
Arséniate de soude	0	0006
Oxyde de fer	Traces sensibles.	
Phosphate terreux	Id.	
Iodure	Indices.	
Acide borique Fluor	?	
Matière organique azotée	0	0200
Total	0	2838

D'après MM. O. Henry et Lhéritier, toutes les eaux de Plombières présentent une composition analogue ; toute la différence qu'elles présentent est dans la dose de leurs principes minéralisateurs.

Voici, d'après leurs savantes recherches, le tableau des quantités d'arsenic qu'elles contiennent, évaluées en arséniate d'argent :

SOURCE DES DAMES.	SOURCE DU CRUCIFIX.	SOURCE S.-CATHERINE.	SOURCE SAVONNEUSE.	SOURCE FERRUGINEUSE
Eau 1000 gr. Arséniate de soude.	Eau 1000 gr. Arséniate de soude.	Eau 1000 gr. Arséniate de soude.	Eau 1000 gr. Arséniate de soude.	Eau 1000 gr. Arséniate de soude.
$AsO^5 \times 2 NaO$	$AsO^5 \times 2 NaO$	$AsO^5 \times 2 NaO$	$AsO^5 \times 2 NaO$	$AsO^5 \times 2 FeO$
Grammes	Grammes	Grammes	Grammes	Grammes
0.00070	0.00060	0.00060	0.00049	0.00030
ou	ou	ou	ou	ou
Arsenic	Arsenic	Arsenic	Arsenic	Arsenic
Grammes	Grammes	Grammes	Grammes	Grammes
0.00028	0.00024	0.00024	0.00020	0.00016

Dans ce tableau, l'arsenic a été considéré à l'état de sel sodique dans les quatre premières sources, et à celui d'arséniate de fer dans la cinquième, en raison de ses affinités connues.

La *température* des eaux thermo-minérales de Plombières présente une diversité fort considérable dans les différentes sources. Nous savons qu'elle varie entre 13° et 73° c. Il résulte des travaux de MM. Jutier et Lefort que le degré de minéralisation des sources est en rapport direct et progressif avec leur température.

Couleur. Les eaux minérales chaudes de Plombières sont d'une admirable limpidité, et elles conservent toute la transparence après leur refroidissement, ce qui prouve que les substances qui les minéralisent leur sont intimement unies et combinées, ou que leur division y est excessive.

Odeur. Les eaux de Plombières n'ont aucune odeur.

Onctuosité. Au toucher, les eaux de Plombières présentent une douceur onctueuse fort remarquable. Cette douceur, qui se communique, qui pénètre la peau, y laisse après le bain une indicible sensation de bien-être.

Cette propriété n'est peut-être pas tout à fait égale dans toutes les sources ; elle est plus marquée dans celles qui sont plus chaudes. C'est sans doute à la soude et à la matière organique que l'on doit attribuer cette propriété.

Saveur. On remarque aussi que l'eau thermale n'est nullement désagréable à boire, et qu'elle n'excite pas le dégoût qu'on éprouverait infailliblement en avalant de l'eau commune échauffée dans nos foyers ; c'est une circonstance qu'il faut encore ajouter à celles qui donnent un caractère spécial à la thermalité naturelle.

Il faut boire l'eau en sortant de la source ; car si on la laisse reposer 24 ou 30 heures à l'air libre, elle prend un goût fade, nauséeux, extrêmement désagréable.

Pesanteur spécifique. La densité des eaux thermale de Plombières, ramenées par le refroidissement au degré de l'eau distillée, ne diffère pas beaucoup de celle-ci ; les sources tièdes ainsi que les sources savonneuses et ferrugineuses présentent même une pesanteur spécifique moindre.

La grande source du bain Romain, celles du Crucifix, de l'Enfer, du bain des Dames et de la source Muller paraissent être les seules dont la pesanteur spécifique l'emporte sensiblement sur celle de l'eau distillée.

Les eaux de Plombières s'emploient en bains, en douches. On les prend aussi en boisson. Enfin il y a à Plombières des étuves qui nous permettent de répondre à certaines indications.

Nous n'avons pas à entrer dans de grands détails sur le mode d'emploi des eaux de Plombières en général.

Nous nous sommes étendus sur ce sujet dans un autre ouvrage (1). Nous ne voulons ici parler des bains et des douches qu'au point de vue des diarrhées chroniques.

L'action des bains sur l'organisme dépend non-seulement de leur degré de chaleur, mais encore de leur durée. Nous avons à les étudier sous ce double point de vue, et pour saisir plus facilement les effets qu'ils déterminent, nous les diviserons en trois catégories : les bains frais, les bains tièdes, les bains très-chauds.

Bain frais. Le bain frais est celui dont la température est au-dessous de celle du sang. Dans ce bain on éprouve les effets suivants : diminution du volume du corps, ralentissement de la circulation, et par conséquent des battements du pouls : pâleur du visage, rides de la peau, sentiment de refroidissement, aug-

(1) Guide médical aux eaux de Plombières.

tation de la sécrétion urinaire et même, dans certains cas, des sécrétions intestinales.

Les bains frais sont *calmants*. Par leur action ils diminuent l'irritabilité de la peau, et tempèrent la trop grande excitabilité de l'organisme.

Ce bain doit être extrêmement court, car il faut craindre, après une concentration aussi complète, les effets d'une réaction trop violente.

Bain tiède. On s'accorde généralement à appeler bain tiède celui dont la température est à peu près celle du corps humain, c'est à dire à + 35° ou + 36° centigrades. Voici, d'après M. le docteur Kuhn, les effets immédiats du bain tempéré : « Les bains d'eau douce au degré d'indifférence produisent un sentiment de bien-être général et une sorte de détente qui se propage sympathiquement de la surface cutanée aux parties internes ; ils ont pour effet d'équilibrer, de régulariser l'action nerveuse, et de répartir d'une manière égale et uniforme l'activité vitale dans tout l'organisme.

« Aussi sont-ils sédatifs ou modérateurs par excellence et doués de la propriété de donner plus de facilité, plus d'aisance au jeu des fonctions. S'il existe dans l'économie un travail fluxionnaire ou d'excitation, ni trop ancien ni trop intense, ils l'éparpillent en quelque sorte entre tous les sécréteurs et sur toute la périphérie et parviennent ainsi à dissiper des mouvements congestionnels fixés sur un point plus ou moins circonscrit ; ainsi s'explique le bien-être qu'ils produisent à la suite de grandes fatigues.

« Ce qui caractérise ces sortes de bains, c'est qu'ils ne provoquent point de réaction ; s'ils ramènent l'équilibre, c'est sans secousse ; s'ils calment, c'est uniquement parce qu'ils rétablissent l'harmonie en faisant cesser les causes de troubles et d'irritation. »

Ces bains sont essentiellement sédatifs. Ils réussissent surtout chez les personnes névropathiques, chez les malades qui ont eu des diarrhées à la suite de maladies aiguës, ou bien dans les cas d'entérite. Enfin chez les herpétiques, quand nous ne voulons pas produire une action trop vive du côté de la peau.

Bain très-chaud. Le bain est très-chaud lorsque sa température est au-dessus de celle du sang, c'est-à-dire au-dessus de 38° centigrades.

Les effets produits par ce bain sont tout différents de ceux que nous venons de décrire.

Sous l'influence du bain très-chaud, la peau rougit et se gonfle sensiblement ; la chaleur augmente, le pouls est plus fréquent et plus dur, la respiration s'accélère, la face devient turgescente, se couvre de sueurs ; il se produit rapidement un sentiment d'anxiété suivi de vertiges et quelquefois de syncope.

« Les bains chauds, dit le docteur Kuhn, ont pour effet d'augmenter l'activité du système vasculaire, d'accélérer la circulation et d'appeler vers la peau et la muqueuse aérienne un mouvement sécrétoire ou d'exhalation plus ou moins intense. Ils provoquent un mouvement centrifuge, tout comme les bains frais déterminent un mouvement centripète.

« Par leur action sur l'appareil circulatoire, ils produisent une stimulation générale, un état de surexcitation de l'organisme et peuvent devenir plus ou moins nuisibles ou dangereux chez les sujets nerveux, chez ceux qui sont disposés à des congestions de tête ou à des hémorrhagies et chez toutes les personnes affectées de maladies du cœur et des gros vaisseaux.

«Mais, par cela même qu'ils accélèrent la circulation et qu'ils déterminent un transport fluxionnaire vers la périphérie, les bains chauds communiquent un surcroît d'activité, une certaine secousse aux fonctions de la vie organique; ils sollicitent le travail des absorbants intérieurs, et favorisent ou déterminent par le mouvement éliminatoire qu'ils suscitent, le départ des principes morbifiques ou la résolution d'engorgements viscéraux.

« Ce qui les caractérise, par conséquent, c'est leur qualité stimulante et leur aptitude à provoquer dans la sphère organique un travail éliminatoire dépuratif et résolutif. »

Les bains très-chauds sont indiqués dans un certain nombre de cas. Leur emploi doit être rigoureusement surveillé, car les malades s'exposeraient aux plus grands dangers s'ils prenaient ces bains sans l'assistance du médecin.

En étudiant ces différents bains, nous n'avons pas déterminé d'une manière rigoureuse la température des bains. En effet, les aptitudes individuelles ne nous permettent pas de fixer un chiffre précis. Il y a des personnes pour lesquelles un bain à 32° c. est encore très-chaud, tandis que pour d'autres il est déjà froid.

Employés avec de grandes précautions, les bains très-chauds, par la puissante révulsion qu'ils provoquent sur toute la surface cutanée, nous ont souvent rendu de très-grands services dans le traitement de l'arthritisme et de ses manifestations. Nous les employons souvent dans le traitement des diarrhées arthritiques et dans certains cas, dans le traitement des intoxications paludéennes.

La douche est ce mode d'administration des eaux par lequel on percute ou lotionne une partie ou la totalité du corps. Les douches sont générales ou partielles, générales quand leur application s'étend au corps entier avec ou sans la tête ; locales ou partielles, quand elles s'appliquent sur une ou plusieurs parties du corps.

La douche générale se divise en douche *en pluie*, douche *en cercle*, douche *écossaise*, etc. Les douches locales sont les douches *intestinales*, *vaginales* et *périnéales*.

Relativement à leur température, les douches sont chaudes ou froides. Lorsqu'elles sont chaudes, l'action du calorique s'ajoute à l'action stimulante de la percussion. Elles excitent les tissus, exaltent leur sensibilité; elles accélèrent la circulation, augmentent la chaleur, et provoquent la rubéfaction de la peau.

Les douches froides au contraire pâlissent d'abord l'endroit sur lequel elles frappent ; mais aussi, quand la percussion a cessé, une réaction se manifeste sur les parties douchées, et il se produit alors les mêmes effets de stimulation que dans la douche chaude. Mais ce n'est pas par le même mécanisme physiologique.

C'est sur l'*impression* que produisent sur la peau l'action du froid et celle de la chaleur, et sur les *réac-*

tions qui en sont la conséquence, qu'est basée la douche *écossaise*. C'est une douche alternativement chaude et froide administrée successivement et à plusieurs reprises, durant un temps plus ou moins long.

« Pendant les changements de température qu'on détermine au moyen de cette douche, la peau devient le siége d'actions et de réactions brusques et fréquentes, qui retentissent sur les centres nerveux. On obtient ainsi, suivant le degré de chaleur employé, un effet simplement tonique et fortifiant, une sédation du système nerveux ou des transpirations modérées. C'est un moyen dont on fait grand usage à Plombières : il est vraiment précieux dans une foule de cas, particulièrement lorsqu'il s'agit de combattre des accidents qui se lient à quelques désordres de la vie de nutrition » (Lhéritier).

La douche chaude, appelée douche à la Tivoli, est dite *douche dérivative* lorsqu'elle est dirigée sur une partie du corps qu'on cherche à fluxionner aux dépens des autres. La température en est assez élevée et on doit la répéter pendant plusieurs jours ; sans cela la réaction qui succède à l'action dérivative produirait un effet opposé à celui qu'on veut obtenir.

La douche est dite *douche résolutive*, quand elle est dirigée sur des régions occupées par quelques viscères engorgés, sur des tumeurs formées par le foie, la rate, l'utérus ou l'ovaire, dans le but de fondre ces tumeurs. Les douches à la Tivoli, données, avec certains ménagements, sur toute la surface du corps, au sortir du bain, ont une action révulsive très-puissante. Elles sont très-indiquées dans le traitement de certaines manifestations viscérales de l'arthritisme. *Les douches ascendantes*, intestinales, sont fréquemment employées dans le traitement de la diarrhée à Plombières. Leur emploi exige la plus grande surveillance. Il faut que le médecin entre dans les détails les plus minutieux pour initier le malade au mécanisme de cette douche et à son emploi. Si on laisse pénétrer dans l'intestin une trop grande quantité d'eau à la fois, il peut survenir, par suite de la distension de l'intestin, des accidents assez graves. Mais si le malade suit bien les prescriptions et les recommandations médicales, il peut tirer de cette douche les plus grands avantages. L'action exercée sur la muqueuse intestinale, par l'eau, qui agit à la fois par sa température et par sa minéralisation, donne des résultats fort remarquables, et nous ne craignons pas d'attribuer aux douches ascendantes bien prises, une part très-large dans la guérison des diarrhées chroniques que nous avons soignées à Plombières.

Il existe à Plombières des étuves générales et des étuves partielles.

Les effets physiologiques et thérapeutiques que l'on éprouve dans ces deux sortes d'étuves ne sont pas les mêmes. Aussi doit-on, suivant les indications, recourir tantôt à l'un, tantôt à l'autre de ces modes d'administration.

Quand on reste dans l'étuve générale, voici ce qui se produit au bout de quelque temps. La peau se recouvre d'abord de gouttelettes de vapeur d'eau condensée ; elle s'assouplit, devient plus douce. La chaleur générale augmente, et la circulation s'accélère légèrement; bientôt la surface du corps tout entière se recouvre de sueur; la respiration devient plus fréquente.

A ce moment, les fonctions paraissent s'exercer avec plus de facilité, et l'on éprouve une sensation de bien-être. — Au bout de quelque temps, les phénomènes dus à l'action de l'étuve s'accusent davantage. La peau rougit et se tuméfie de plus en plus; son tissu, pénétré de fluide, se congestionne, se gonfle; tous les vaisseaux se distendent; le battement des artères prend de l'ampleur et se précipite; la face devient vultueuse, les yeux sont rouges; un torrent de sueur ruisselle sur tout le corps; une soif ardente se fait sentir. Il survient une certaine fatigue musculaire et une tendance au sommeil.

La plupart de ces phénomènes persistent encore quelques instants après la sortie de l'étuve, surtout lorsque le malade est chaudement enveloppé et qu'il continue à boire pendant quelque temps.

Dans les étuves en boîtes, la tête étant placée en dehors de la vapeur, on continue à respirer l'air extérieur, et on peut y rester plus longtemps; bien que la chaleur y soit moins élevée, les phénomènes de congestion et d'excitation cutanée s'y produisent à la longue à peu près au même degré.

Il en est de même des étuves partielles; les membres qui sont plongés acquièrent la même chaleur, la même turgescence; mais les symptômes généraux ne s'y manifestent qu'à un très-faible degré.

Les qualités alcalines et onctueuses des vapeurs dans lesquelles on est plongé, la nature particulière du calorique, font qu'on en supporte la température élevée beaucoup plus facilement et plus longtemps que dans les étuves artificielles, et les sueurs qui s'ensuivent sont loin d'affaiblir et d'énerver comme dans les établissements ordinaires; elles paraissent au contraire, chez beaucoup de personnes, raviver toutes les fonctions de l'économie et rendre au corps une souplesse et une énergie toutes nouvelles.

Nous nous servons des étuves dans certains cas de diarrhées arthritiques et de diarrhées d'origine paludéenne.

Nous faisons usage de l'eau de la source des Dames dans le traitement de certains cas de diarrhée.

Ordinairement cette eau produit un peu de constipation, soit qu'elle provoque une suractivité dans les vaisseaux absorbants des voies digestives, soit au contraire que, par une sorte d'astriction directe, elle raréfie les sécrétions intestinales.

Nous n'avons pas ici la prétention de fixer les règles du traitement hydro-minéral des diarrhées chroniques. En effet, chaque malade présente des indications particulières, presque toujours il existe avec la diarrhée certaines complications qui exigent telles ou telles modifications du traitement. Enfin tous les malades ne supportent pas de la même manière les effets du traitement, et l'on est souvent obligé, au milieu de la saison, de modifier les prescriptions médicales.

La classification des eaux de Plombières, comme celle de toutes les eaux à faible minéralisation, a donné lieu à des divergences considérables de la part des auteurs. L'annuaire des eaux de la France les range parmi les eaux bicarbonatées, les auteurs du

Dictionnaire des eaux minérales parmi les eaux sulfatées sodiques (à part la source ferrugineuse qu'ils font rentrer dans la classe des ferrugineuses bicarbonatées). M. Bazin les range dans les eaux arsenicales.

La plupart des auteurs n'ont pas admis une classe d'eaux arsenicales. Les uns parce que la quantité d'arsenic était très-peu considérable, les autres parce que voyant l'arsenic dans presque toutes les eaux, ils considèrent ce corps comme un principe de commune minéralisation.

« Nous comprendrions qu'on ne fît pas une classe d'eaux arsenicales, si cette classe était destinée à contenir toutes les sources qui offriraient à l'analyse des traces d'arsenic. Celles-ci sont aussi nombreuses que les sources dans lesquelles ce principe existe en *quantité pondérable* sont rares. Or, nous nous défions de l'extrême dilution des doses, aussi bien en chimie qu'en homœopathie. La présence de l'arsenic étant considérée comme problématique, nous croyons son action nulle ou peu s'en faut. Le rôle de ce corps, s'il en joue un, est si effacé que nous ne devons en tenir aucun compte.

Mais il n'en est pas de même quand l'arsenic se trouve en quantité pondérable, et qu'il est facile de l'isoler. Alors il est difficile d'admettre qu'il n'exerce pas une action sur l'organisme sain, et qu'il ne traduise pas, par des effets thérapeutiques, des propriétes spécifiques (Bazin).

M. le Dr Lhéritier attribue à peu près exclusivement à l'arsenic l'action thérapeutique des eaux de Plombières. MM. Lebret et Durand-Fardel, dans l'article du *Dictionnaire des Eaux minérales*, consacré à Plombières, répondent à M. Lhéritier à propos de la guérison du rhumatisme et des paralysies, que l'on ne sait pas ce qui agit le plus, dans la cure de ces affections, de l'arsenic, de la température de l'eau, du mode d'administration de celle-ci, etc.

« Mais conclure du particulier au général, comme le font ces auteurs, et avancer que l'arsenic, ayant une action douteuse dans ce cas, doit être inactif dans tous, est une faute. N'abuse-t-on pas chaque jour de ce médicament dans toute espèce d'affection cutanée, et n'est-il pas reconnu par tout le monde comme le spécifique de l'herpétis ?

Pourquoi dès lors ne pas reconnaître à des eaux arsenicales, qui en contiennent des doses très-appréciables, les mêmes propriétés? Quelle est la substance, qui, unie à l'arsenic dans l'eau des sources, vient en combattre et en annuler l'action ? Qu'on la signale, si elle existe, sinon il faudra bien admettre que cette solution arsenicale dont vous faites usage devra donner lieu aux résultats que vous attendez des solutions pharmaceutiques de même nature » (Bazin).

Pour l'auteur que nous venons de citer, les eaux contenant de l'arsenic méritent une place à part. Leur spécialité d'action est bien définie ; elles doivent être considérées comme le spécifique hydrologique de l'herpétis.

Nous croyons, avec M. Bazin, qu'on doit ranger les eaux de Plombières dans les eaux arseniatées sodiques.

Il est difficile de séparer chacun des éléments qui

entrent dans cette question si complexe des causes de l'efficacité des eaux.

Nous ne croyons pas que l'action des eaux de Plombières soit due tout entière à la présence de l'arsenic. La haute température de ces eaux, le calorique ont une part incontestable. Le mode d'emploi, le mode d'application surtout, jouent un grand rôle dans les succès que l'on obtient.

Le calorique joue, dans la combinaison des principes minéralisateurs, ainsi que dans les effets thérapeutiques des eaux minérales, un rôle si important, que lorsqu'on les transporte pour les prendre loin de leurs sources, elles ne produisent plus, à beaucoup près, les mêmes effets, malgré le soin qu'on peut avoir de les ramener, par la chaleur douce du bain-marie, à leur température naturelle. Cette observation a été faite de tous les temps. « *Quo propius aqua bibitur à fonti, eo efficacior; quo remotius eo fit languidior.*» (Hoffmann). « Au point de vue physique, dit Patissier, la chaleur des eaux thermales ne diffère pas de celle de nos foyers; mais, au point de vue thérapeutique, elle ne peut nullement lui être comparée. »

Rappelons ici ce fait si concluant de la facilité avec laquelle nos malades boivent sans souffrance et sans dégoût l'eau sortant de la Source des Dames à plus de 50° c. Tous s'accordent à dire qu'ils n'en éprouvent qu'une sensation de chaleur agréable à l'estomac, tandis que l'eau commune, échauffée au même degré, serait loin de produire les mêmes effets et serait bien difficilement conservée dans l'estomac.

Mais si l'arsenic n'est point exclusivement l'agë n

thérapeutique des eaux de Plombières, nous croyons qu'il est l'agent principal qui agit surtout dans nos eaux.

Si l'on étudie les symptômes que l'arsenic détermine chez l'homme en santé, lorsqu'il est administré à très-petites doses, on remarque les mêmes effets géraux chez les malades qui suivent le traitement hydrothermal à Plombières.

Quant au point de vue thérapeutique, qu'il nous suffise de rappeler l'efficacité des eaux de Plombières, comme de la médication arsenicale, dans la cachexie paludéenne, l'herpétisme, le rhumatisme, les affections nerveuses générales ou localisées, les maladies chroniques du tube digestif.

Nous allons étudier maintenant le traitement des diarrhées chroniques primitives.

Nous avons eu l'occasion d'observer un certain nombre de malades qui, à la suite de maladies aiguës, avaient vu la diarrhée prendre le caractère de la chronicité par un mécanisme analogue à celui que nous avons précédemment décrit, d'après M. Durand-Fardel. Chez les uns, la diarrhée existait sans être accompagnée d'autres phénomènes du côté de l'appareil digestif (gastralgie, dyspepsie). Chez d'autres, la diarrhée se compliquait de gastralgie, mais le plus communément de dyspepsie.

Dans ces cas, lorsque la maladie n'était point trop ancienne, nous nous sommes bien trouvé de l'usage des bains prolongés, de l'eau des Dames en boisson, et enfin des douches ascendantes prises avec les plus grandes précautions. Le régime alimentaire suivi par les malades avait la plus grande importance.

Nous donnons ici l'observation d'un cas de diarrhée chronique, consécutif à une variole, et remarquable par l'absence d'autres phénomènes du côté du tube digestif, par l'intensité de la diarrhée et par la guérison.

Observation VIII.

Madame X..... arrive à Plombières le 13 août 1872.

Le lendemain de son arrivée, la malade vient nous consulter.

La malade est âgée de 48 ans. C'est une femme assez grande, robuste, présentant un certain embonpoint, et la figure couverte de cicatrices de variole. Elle nous raconte que, jusqu'en 1870, elle s'est toujours bien portée, et a eu quatre enfants, sans aucune maladie de l'utérus.

En 1870, elle a eu une variole très-confluente, et, pendant sa convalescence, des abcès considérables et extrêmement nombreux. Sa convalescence a duré deux mois.

La diarrhée a commencé pendant le cours de cette suppuration prolongée; malgré la médication employée pour la combattre, le nombre des garde-robes a été en augmentant, et est de 8 à 16 par jour. Les matières sont séreuses. C'est principalement à partir de cinq heures du matin qu'un besoin impérieux force la malade à se lever, et les selles se succèdent dans la matinée jusque vers midi. Dans la journée, il y en a encore, mais beaucoup moins fréquentes.

Mme X... nous dit que la température, le changement d'air, les émotions légères n'ont aucune influence sur le nombre des garde-robes, ni sur le caractère de la diarrhée. La nature des aliments n'a point paru non plus exercer d'influence sur la diarrhée.

Bien des remèdes ont été essayés et rien n'a pu jusqu'ici triompher de sa maladie.

La malade ne présente rien d'anormal du côté des poumons.

Il existe un très-léger bruit de souffle anémique au cœur et dans les vaisseaux du cou. Cependant la malade ne s'essouffle pas facilement et est encore très-active, malgré son embonpoint. L'appétit est conservé, la soif normale. Pas de flatuosités dans l'estomac. Le ventre est mou, se laisse déprimer sans provoquer de douleurs. Il n'y a jamais eu de coliques hépatiques ni des coliques néphrétiques. Urines normales; pas d'hémorrhoïde. La malade n'a jamais eu d'attaques de nerfs, aucuns symptômes nerveux.

14 août. Nous conseillons à Mme X... de prendre ses bains à la température de 38° cent., durée trois quarts d'heure, le premier jour ; un quart de verre d'eau de la source des Dames, et douche ascendante. Quatorze selles.

Le 21. Mme X... a pris huit bains. Elle a augmenté progressivement la durée de ses bains, et reste une heure et demie dans sa baignoire, à 38° c. Elle boit, le matin et le soir, un demi-verre d'eau de la source des Dames. Chaque jour, une douche ascendante avec introduction. La malade est un peu fatiguée. Le nombre des garde-robes et la consistance des matières n'ont pas changé.

Le 28. La malade a pris quinze bains. Sa fatigue a disparu. Elle a pris treize douches ascendantes. Les selles sont moins fréquentes, 8 à 12, et la malade croit qu'elles ont gagné sous le rapport de la consistance. État général assez bon.

3 septembre. 21 bains, 18 douches ascendantes. Il y a environ 6 à 8 selles par jour, mais la consistance est beaucoup moins liquide. La malade est un peu découragée ; elle trouve que la saison est finie et qu'elle a encore la diarrhée. Nous lui conseillons de persister. A la fin des bains, on porte la température de l'eau à 40°, cela produit une révulsion générale très-énergique, tout en ramenant un peu de faiblesse. L'appétit est bon.

Le 10. La malade a pris 28 bains et 25 douches ascendantes.

Le 9. 2 selles liquides.

Le 10. idem.

Le 11. Une seule garde-robe moulée ; la joie de la malade est immense, depuis deux ans cela ne lui était pas arrivé.

Elle reste encore trois jours à Plombières et part le 14 septembre.

Au mois de janvier 1873, nous avons reçu des nouvelles de cette dame, qui nous disait que sa guérison ne s'était pas démentie.

Dans cette observation, nous remarquerons d'abord que l'amélioration n'a été obtenue qu'à la suite d'un traitement plus long qu'à l'ordinaire, et ensuite la marche très-regulière de l'amélioration.

Bien avant que l'on ne connût l'usage de l'arsenic contre la cachexie paludéenne, les eaux de Plombières jouissaient d'une grande réputation contre les fièvres anciennes. En 1565, Jean Winter signalait leur action bienfaisante contre ces maladies. Aujourd'hui que l'action de l'arsenic a été mise hors de doute dans le traitement des fièvres intermittentes, nous croyons pouvoir admettre, avec M. Lhéritier, que la vertu des eaux de Plombières contre la cachexie paludéenne est due à la présence de l'arsenic. Dans les diarrhées toxiques, d'origine maremmatique, les eaux de Plombières donnent des résultats remarquables.

Nous devons l'observation suivante à l'obligeance de notre ami et prédécesseur M. le Dr Hutin.

Observation IX.

M. X..., habitant Canton (Chine), nous est adressé, en 1863, pour une diarrhée chronique, durant depuis dix-huit mois déjà, et qui a résisté à tous les moyens employés contre elle.

Cette diarrhée était survenue à la suite d'un long séjour dans des rizières aux environs de Canton.

A son arrivée à Plombières, le malade avait de 12 à 20 selles par jour; il est très-affaibli.

Le traitement dura cinq semaines, et consista en bains de

une à deux heures de durée, en eau des Dames (4 et 5 verres), et en petites douches rectales prises avec les plus grandes précautions. Les garde-robes furent d'abord moins pressantes et plus rares, puis les matières se lièrent peu à peu, et, à la fin ee son séjour, elles étaient complètement moulées. La santé générale s'était relevée successivement, en suivant la même progression régulière.

Nous remarquons, dans cette observation, l'origine de la diarrhée, le bon effet obtenu à la suite d'un traitement très-long, et enfin la marche très-régulière de la guérison.

Voici une autre observation que nous avons recueillie en 1869 :

Observation X.

M. X..., 51 ans, ancien capitaine au long cours, arrive à Plombières le 5 juillet 1869, et vient immédiatement nous consulter. C'est un homme trés-grand, maigre robuste, la figure hâlée. Il nous raconte qu'il a longtemps navigué dans les Indes, qu'il y a eu les fièvres, des troubles gastro-intestinaux. Il ne navigue plus depuis deux ans. Depuis trois ou quatre ans, il est sujet à une diarrhée persistante, qui jadis alternait avec de la constipation; mais, depuis deux ans, il a toujours de la diarrhée. Les fonctions digestives sont relavement bonnes. L'appétit est conservé, les aliments ne paraissent pas avoir d'influence sur la diarrhée. Un peu de dyspepsie stomacale après les repas. De 8 à 12 selles par jour. Il a toujours été maigre. Il n'est pas trop affaibli. Il a déjà six enfants.

Le malade n'a jamais eu d'accidents du côté des organes thoraciques ni du côté du foie ou des reins, points d'antécédents arthritiques. Il transpire modérément et n'a pas d'hémorrhoïdes. Nous conseillons à M. X... de prendre des bains, de boire de l'eau de la source des Dames, et enfin des douches ascendantes tous les deux jours. Le 10 juillet, il trouvait à la suite de sa cinquième douche ascendante, une certaine différence dans la consistance des matières diarrhéiques. Le malade avait très-bien supporté les fatigues des premiers jours du traitement, et fait tous les jours de longues excursions dans les environs.

17 juillet. Le malade a pris déjà 13 bains et 7 douches ascendantes. Il constate une amélioration sensible dans l'état de ses garde-robes. Nous prescrivons une douche ascendante tous les jours.

Le 25. Le malade a eu depuis deux jours des garde-robes moulées, son état général est excellent, et il quitte Plombières.

Nous avons revu M. X..., en 1871 et en 1872. Sa guérison ne s'était pas démentie.

Cette observation est remarquable par la rapidité avec laquelle est survenue la guérison et par la durée de celle-ci, puisque, depuis quatre ans, cette diarrhée n'est point revenue.

L'observation suivante offre certains points intéressants qui nous engagent à la publier :

Observation XI.

M. X..., âgé de 32 ans, arrive à Plombières le 25 août 1871. Il n'habite la France que depuis trois à quatre ans. Sa jeunesse s'est passée dans une de nos colonies, où il a eu une assez bonne santé jusqu'à 18 ans. Il fit un premier voyage en France où il resta un an. Il y contracta une syphilis pour laquelle il fut soigné immédiatement. De retour dans sa patrie, il contracta les fièvres à plusieurs reprises. A 25 ans, il s'est marié et a eu des enfants bien portants.

La diarrhée s'est établie peu à peu, et est passée définitivement à l'état chronique depuis trois ans. Les selles sont tellement fréquentes le matin, le besoin si impérieux que le malade ne peut sortir de chez lui. Il prend des doses très-élevées de thériaque.

Prescription. — Bains tièdes, eau des Dames, douches ascendantes.

Au bout de dix jours, le malade n'a constaté aucune amélioration. Nous l'envoyons à l'étuve tous les deux jours.

Au bout de quinze jours, le malade commence à trouver une petite amélioration. Nous l'engageons à diminuer la quantité de thériaque dont il a coutume de faire usage.

Au bout de vingt et un jours, M. X. ne prend plus de thériaque et trouve une l'amélioration qui l'engage à persister. A la fin de son traitement, le 25 septembre, il ne va plus qu'une ou deux fois à la garde-robe par jour. Les matières, sans être complètement moulées, sont d'une consistance très-satisfaisante.

Nous avons publié cette observation, parce que nous croyons que c'est encore là un cas de diarrhée maremmatique. La syphilis, contractée à l'âge de dix-huit ans, bien soignée, nous paraît devoir être écartée comme cause pathogénique de la diarrhée. Il s'est marié à vingt-cinq ans et a eu des enfants bien portants.

Enfin ici l'amélioration a été lente à se produire. Nous avons employé les étuves, parce que les fonctions de la peau ne paraissaient pas se faire avec facilité.

Les diarrhées arthritiques sont fréquentes, et nous avons eu bien souvent l'occasion de traiter à Plombières ces manifestations de l'arthritisme.

En général, elles cèdent assez facilement au traitement hydro-minéral, mais la guérison définitive ne s'obtient point toujours dès la première saison. Les malades, après une amélioration qui dure quelques mois, voient souvent revenir la diarrhée, parce que, chez les arthritiques, une foule de causes la font revenir facilement. Les moindres imprudences, le plus petit écart de régime, la moindre inobservation des prescriptions hygiéniques peuvent déterminer le rétablissement de la diarrhée.

Dans la pratique thermale, l'observation est une chose assez difficile. Les malades qui viennent nous consulter nous sont adressés par leurs médecins ordinaires. Une fois leur saison finie, nous les perdons de vue. Un sentiment de discrétion professionnelle nous empêche de les suivre, et nous ignorons souvent quels sont les résultats définitifs de la cure. Un petit nombre nous écrit pour nous donner des renseignements sur les effets consécutifs. Or, nous ne considérons comme des observations sérieuses que celles des malades dont nous pouvons avoir par la suite des renseignements. Quand un malade quitte une station à la fin d'un traitement hydro-minéral, il n'est pas possible de finir son observation par le mot guérison. Car on voit souvent une grande amélioration à la fin de la saison; mais, pour avoir le droit de la considérer comme une guérison, il faut que le temps soit venu lui donner une consécration définitive.

Nous le répétons, chez les arthritiques, il faut se méfier des résultats trop rapides, et il ne faut pas craindre de prévenir les malades, qui ne sont que trop souvent tentés de se croire guéris, et négligent alors d'observer les prescriptions ultérieures.

Les moyens balnéothérapiques que nous possédons à Plombières nous permettent de faire suivre aux arthritiques tous les modes de traitement que leur état réclame. Pour les manifestations intestinales de l'arthritisme, les douches ascendantes nous servent également comme dans le traitement des autres variétés de diarrhées, mais c'est surtout aux bains chauds, aux douches à la Tivoli et aux étuves que nous avons recours. L'eau de la source des Dames est également employée avec succès.

Pendant la durée du traitement, il convient d'éloigner, autant que possible, les malades des causes de refroidissement; ils doivent éviter l'humidité avec le plus grand soin.

L'observation suivante est intéressante à plusieurs points de vue. D'abord, à cause du diagnostic et de la nature de la diarrhée, ensuite à cause du résultat.

Observation XII.

M. X..., âgé de 72 ans, arrive à Plombières le 3 août 1871. C'est un beau vieillard, grand, mais la figure pâle, un peu boursouflée. Il nous raconte qu'il a toujours eu les entrailles délicates; mais qu'il n'a jamais eu de grandes maladies. Depuis quelques années, la diarrhée a pris un caractère chronique; les selles sont nombreuses, complètement liquides.

On l'a soigné pour une entéro-colite et on l'a soumis à un régime très-débilitant. On a proscrit l'usage des viandes rouges, du café, etc. Il est soumis à un régime rigoureux : viandes blanches, veau et volaille, un peu de vin, pas de thé ni de café, etc., puis lavements laudanisés, etc.

Il se plaint surtout du régime qui lui est imposé et que la tendre sollicitude de ses enfants rend encore plus rigoureux. Il est sans appétit, la langue est blanche, la bouche pâteuse.

Nous examinons M. X..., et nous ne trouvons, en explorant l'abdomen, aucun signe de phlogose, point de sensibilité.

Nous interrogeons M. X..., et nous appelons son attention sur des douleurs qu'il ne nous avait pas signalées. Il se rappelle, en effet, avoir été facilement en proie à des douleurs vagues, siégeant tantôt dans les lombes, tantôt dans les muscles du cou, tantôt dans les membranes.

Mais elles n'ont jamais eu un grand caractère d'intensité, et, comme elles se déplaçaient continuellement, le malade n'y avait pas attribué une grande importance.

Nous faisons commencer le traitement, consistant en bains, douches ascendantes et eau des Dames en boisson. Dès le second jour, le malade vient à nous, nous déclarant que l'eau à boire ne peut pas être tolérée, que son estomac est de plus en plus souffrant, qu'il a un profond dé goût pour les aliments; bref, nous reconnaissons tous les signes d'un embarras gastrique très-prononcé.

Nous pensons que le régime du malade était la principale cause de cet état de l'estomac, et, pour nous, nous n'avions pas affaire à une entérite, mais à une diarrhée arthritique.

Nous proposons au malade de cesser l'usage de l'eau des Dames, et nous lui permettons de manger une côtelette, de boire du vin de Bordeaux coupé avec l'eau de Bussang et un peu de café.

Au bout de quelques jours de ce régime, l'embarras gastrique avait disparu, et M. X... mangeait avec appétit; mais la diarrhée ne s'était pas modifiée. Le temps était devenu mauvais, la pluie durait depuis quelques jours, nous engageons M. X... à se soumettre à l'usage de la flanelle; malgré ses répugnances, il se servit d'une ceinture abdominale en flanelle. Nous continuons l'usage des bains, qui ne fatiguent plus le malade, des douches à la Tivoli sur tout le corps. Nous lui faisons essayer de nouveau l'usage de l'eau des Dames, et et il la supporte parfaitement. Enfin, nous avons recours aux étuves. A la fin d'un séjour de vingt-cinq jours, M. X... avait vu la diarrhée diminuer régulièrement, et les selles devenir de plus en plus consistantes.

A son départ, nous lui prescrivons de porter un caleçon de flanelle, et surtout d'éviter les causes de refroidissement et l'humidité.

Au mois de novembre 1871, il nous écrivit pour nous annoncer qu'il s'était bien trouvé jusqu'à la fin d'octobre, qu'il avait même eu un peu de constipation, mais qu'après un refroidissement, il avait eu une crise diarrhéique qui avait duré plusieurs jours. — Nous avons revu M. X..., en décembre 1872, c'est-à-dire quinze mois après son séjour à Plombières.

Sa santé générale était assez bonne, il n'avait plus de diarrhée, et nous a dit observer avec les plus grands soins les prescriptions hygiéniques que nous lui avions tracées.

Il était bien convaincu de la nature arthritique de sa diarrhée, et prenait les plus grandes précautions contre le froid et l'humidité.

Nous croyons pouvoir insister sur ce point, c'est que cette diarrhée était bien une diarrhée arthritique, que le premier traitement ne pouvait qu'affaiblir le malade, et que la guérison a été due aux moyens énergiques employés à Plombières, et à l'observation des prescriptions hygiéniques par la suite.

Voici une autre observation de diarrhée arthritique :

Observation XIII.

M. X..., âgé de 72 ans, grand, fort, est envoyé à Plombières en 1868 et adressé à notre prédécesseur M. Hutin. Ce malade avait de la diarrhée ou de la constipation, en rapport avec des douleurs rhumatismales musculaires assez violentes dans les muscles de la paroi pectorale et des lombes. Ordinairement pendant les crises rhumatismales, la diarrhée cessait; il y avait de la constipation, puis dès que les manifestations rhumatismales cessaient, la diarrhée reparaissait. Il y avait ordinairement de 5 à 7 selles par jour.

Le malade fut soumis par M. Hutin au traitement suivant : bains, douches ascendantes, et eau des Dames en boisson. Le traitement dura un mois et fut suivi d'une grande amélioration.

En 1869, M. X. revient à Plombières et nous lui donnons des soins, avec notre confrère M. Hutin. M. X. s'est fort bien trouvé de son séjour à Plombières, et pendant l'hiver de 1868-1869, les crises rhumatismales ont presque entièrement disparu et la diarrhée a été excessivement rare. Nous soumettons M. X. au même traitement que l'année précédente.

En 1872, M. X... est revenu à Plombières pour la troisième

fois. Pendant l'hiver de 1871 à 1872, il avait vu revenir les douleurs rhumatismales et la diarrhée, mais avec beaucoup moins d'intensité qu'autrefois. M. X... était revenu de lui-même recourir aux eaux de Plombières. Nous l'avons soumis au traitement hydro-minéral, qu'il supporte parfaitement malgré son âge avancé. A son départ la diarrhée avait complètement cessé.

Nous pourrions multiplier ces citations.

Nous avons un grand nombre de ces observations qui offrent presque toutes ce caractère curieux des alternances de diarrhées avec les autres manifestations de l'arthritisme.

Pour M. Bazin, les eaux naturelles, spécifiques de l'herpétis, sont les eaux arsenicales. Plombières, rangée avec raison par l'éminent médecin de Saint-Louis, parmi les eaux arséniatées sodiques, a été préconisée depuis longtemps pour le traitement de certaines maladies de la peau. Winter, Baccius, Wilhem, et plus tard Biett et M. Bazin, ont signalé les heureux effets de l'emploi des eaux de Plombières contre les manifestations cutanées de l'herpétis.

Nous n'avons pas à nous en occuper ici, mais seulement à démontrer l'efficacité des eaux dans le traitement des diarrhées herpétiques.

M. le Dr Hutin, notre prédécesseur à Plombières, a eu l'occasion d'observer un grand nombre de diarrhées herpétiques. Il a vu, dans un très-grand nombre de cas, les manifestations cutanées alternant avec les manifestations intestinales. Le plus souvent, la diarrhée survient à la suite de la disparition des manifestations cutanées.

L'observation suivante en est un exemple :

Observation XIV.

M. X..., âgée de 38 ans, arrive à Plombières le 3 juillet 1869. Il nous raconte qu'il y a une quinzaine d'années, il fut pris d'une affection cutanée pour laquelle il suivit des traitements très-différents. Il y a dix ans, en 1859, il fut envoyé à Louëche, où il fit une saison complète. A la suite de ce traitement, les manifestations cutanées disparurent presque entièrement, mais il survint des troubles gastro-intestinaux, dont l'intensité alla en augmentant.

Il eut d'abord des alternatives de diarrhée et de constipation puis la diarrhée s'établit d'une façon permanente. Il souffrait en même temps d'une dyspepsie flatulente très-accentuée.

Cependant l'état général est fort bon; M. X... est grand et fort, Actuellement, il souffre après chaque repas de gonflement d'estomac et a, chaque jour, de 5 à 8 selles diarrhéiques. Depuis son séjour à Louëche, les manifestations cutanées se sont bornées, à deux ou trois reprises, à des éruptions aux mains, aux cuisses et au visage.

Nous constatons, en explorant l'abdomen, une certaine sensibilité à droite. M. X... commence son traitement le 4 juillet 1869. Il consiste en bains, douches ascendantes et eau des Dames en boisson. Les premières douches ascendantes, mal prises, provoquent de la tympanite et des coliques assez vives.

M. X... cependant arriva bien vite à bien les supporter.

A la suite d'un séjour de 25 jours à Plombières, il partit avec une amélioration remarquable. La dyspepsie avait complètement disparu, les selles avaient diminué de fréquence; les matières s'étaient liées peu à peu et avaient même pris une consistance demi-solide. Les eaux n'avaient provoqué aucune poussée du côté de la peau.

Au mois de mars 1870, nous vîmes M. X.... Il nous confirma la guérison de sa dyspepsie. Quelques semaines après son départ de Plombières, il nous dit avoir eu une éruption bornée à la face dorsale des deux mains. Il n'avait plus de diarrhée, mais souffrait encore quelquefois dans le côté droit pendant le travail de la digestion.

Nous conseillâmes à M. X... de revenir faire une saison à Plombières.

Il arriva le 20 juin 1870 pour faire sa seconde saison. Il supporta fort bien le traitement et repartit le 12 juillet. Nous avons revu M. X... en mai 1871; il nous déclara que sa diarrhée était complètement guérie; la sensibilité abdominale avait disparu et notre malade, à cette époque, se portait parfaitement bien.

Nous rapprocherons cette observation de l'observation publiée au chapitre IV. Toutes les deux sont des cas curieux de diarrhées herpétiques, où la nature de la diarrhée est incontestable, et qui, toutes deux, ont été améliorées par les eaux de Plombières.

Nous avons eu à observer à Plombières des cas de diarrhées qui étaient bien évidemment dues à un état nerveux particulier.

Les heureux résultats de l'emploi de l'arsenic dans le traitement de l'état nerveux, bien exposés par les travaux de M. Isnard, de Marseille, et par M. le professeur Tessier, de Lyon, nous expliquent les succès que l'on obtient à Plombières dans certains cas de diarrhées nerveuses.

L'effet éminemment sédatif de ces eaux agit dans presque toutes les affections douloureuses du tube digestif (gastralgie, entéralgie, etc.). Nous lui attribuons les heureux résultats obtenus dans une foule de cas.

Dans certains cas de diarrhées chroniques, il n'est pas toujours facile de leur assigner une cause et de les faire rentrer dans les cadres de notre division. Parmi ces cas-là, nous avons eu des succès et aussi des insuccès. Il en a été de même dans certains cas de diarrhées sur la nature desquelles nous nous croyions parfaitement édifiés.

A quelles causes devons-nous rattacher ces insuccès ?

Pour nous, après avoir examiné attentivement ces observations, nous sommes persuadés que, *presque toujours*, le traitement a été mal suivi. Enfin, il est certain que l'ancienneté de la maladie, la constitution du malade, certaines complications, sont des éléments qui augmentent ou diminuent les chances de guérison.

Nous croyons cependant pouvoir dire que les eaux de Plombières sont indiquées dans les diarrhées chroniques primitives, dans les diarrhées d'origine paludéenne, dans les diarrhées arthritiques, herpétiques et nerveuses.

Elles sont, au contraire, contre-indiquées d'une manière formelle dans les diarrhées tuberculeuses et cancéreuses.

Il en est de même dans les cas de cachexies avancées.

Elles ne peuvent pas non plus être employées utilement dans les diarrhées urémiques, syphilitiques et scrofuleuses, dans les cas de dégénérescence amyloïde de l'intestin, ou lorsqu'il y a craindre l'existence d'ulcérations intestinales.

TABLE DES MATIÈRES

Paris. A. Parent, imprimeur de la Faculté de Médecine, rue Mr-le-Prince, 31.

LA

FRANCE MÉDICALE

Paraissant le Mercredi et le Samedi

BUREAUX
CHEZ ADRIEN DELAHAYE
Pl. de l'École-de-Médecine
PARIS

22e ANNÉE

UN AN
FRANCE...... 12 FR.
ÉTRANGER.... 20 FR.

Rédacteur en Chef

Le Dr BOTTENTUIT
MÉDECIN CONSULTANT AUX EAUX DE PLOMBIÈRES
ANCIEN INTERNE DES HÔPITAUX DE PARIS,
MEMBRE DE LA SOCIÉTÉ ANATOMIQUE,
CHEVALIER DE LA LÉGION D'HONNEUR, ETC.

COLLABORATEURS

MM. GOSSELIN, Germain SÉE, RICHET, GUENEAU DE MUSSY, DOLBEAU, VERNEUIL, DEMARQUAY, BONDET (de Lyon), BUCQUOY Michel PETER, Russel REYNOLDS (de Londres), Alfred FOURNIER, HAYEM, Paul BERGER, LABADIE-LAGRAVE, LAUGIER, CORLIEU, FERRAND, GENEVOIX, BRUTÉ (de Rennes), A. BERGERON, CHANTREUIL, SCHWARTZ, etc., etc.

La *France médicale* publie de nombreux articles sur les sciences accessoires. Il paraît deux fois par mois une *Revue de Chimie et de Pharmacologie*.

Les travaux français y sont analysés dans une *Revue hebdomadaire de la Presse française et étrangère.*

Les séances des Sociétés savantes, la Bibliographie, les Variétés littéraires et médicales, les Intérêts professionnels sont l'objet de comptes-rendus et d'articles qui paraissent régulièrement.

On s'abonne en envoyant un mandat poste de 12 francs à M. A. DELAHAYE, éditeur, Place de l'Ecole-de-Médecine.

Pour les Etudiants, le prix d'abonnement est de 10 fr.

NOUVELLES PUBLICATIONS, CHEZ LE MÊME ÉDITEUR.

Traité pratique des maladies des reins, par S. ROSENSTEIN, professeur de clinique médicale à Groningue, traduit de l'allemand par les Drs BOTTENTUIT et LABADIE-LAGRAVE. 1 vol. in-8 — 10 fr.
Cartonné — 11 fr.

Des eaux minérales de Contrexeville, par le Dr DEBOUT, médecin inspecteur, chevalier de la Légion d'honneur. — 2 fr.

Clinique médicale, par le Dr Noel GUENEAU DE MUSSY, médecin de l'Hôtel-Dieu, membre de l'Académie de médecine. 2 vol. in 8. — 24 fr.

Leçons sur la syphilis étudiée plus particulièrement chez la femme, par le Dr ALFRED FOURNIER, médecin de l'hôpital de Lourcine, professeur agrégé à la Faculté de médecine de Paris, 1 fort volume in-8, avec tracés sphygmographiques; le vol. cartonné. — 16 fr.

Traité pratique des maladies du cœur, par FRIEDREICH. Ouvrage traduit de l'allemand par les Drs LORBER et DOYON. 1 v. in-8 cart. — 10 fr.

Thérapeutique des maladies de l'appareil urinaire, par le Dr MALLEZ et E DELPECH. 1 vol in-8 cartonné. — 8 fr. 50

Traitement préservatif et curatif des sédiments, de la gravelle, de la pierre urinaires et de maladies diverses dépendant de la diathèse urique, par le Dr A. MERCIER. 1 vol in-12 avec fig. intercalées dans le texte Cartonné. — 8 fr.

La pleurésie purulente et son traitement, par le Dr MOUTARD-MARTIN, médecin de l'hôpital Beaujon. 1 vol. in-8. — 4 fr.

Alimentation du cerveau et des nerfs, par le Dr TAMIN-DESPALLES. 1 vol. in-8 avec 3 planches. — 7 fr.

Physiologie du système nerveux cérébro-spinal, d'après l'analyse physiologique des mouvements de la vie. par le docteur E FOURNIÉ, médecin adjoint à l'Institut des sourds muets. 1 fort volume in-8, cart. en toile. — 12 fr.

Recherches expérimentales sur le fonctionnement du cerveau, par le docteur E. FOURNIÉ, etc. 1 vol. in-8, avec 4 planches coloriées. — 4 fr.

Leçons sur le strabisme, les paralysies oculaires, le nystagmus, le blépharospasme, professées par F. PANAS, chirurgien de l'hôpital Lariboisière, professeur agrégé à la Faculté de médecine de Paris, chargé du cours complémentaire d'ophthalmologie, etc., rédigées et publiées par G LOREY, interne des hôpitaux ; revues par le professeur. 1 vol. in-8, avec 10 figures dans le texte. — 5 fr.

Traité de médecine légale et de jurisprudence médicale, par le Dr LEGRAND DU SAULLE, médecin de l'hôpital de Bicêtre (service des aliénés), médecin expert près les tribunaux, etc. 1 fort volume in-8. — 18 fr.

Hystérotomie de l'ablation partielle ou totale de l'utérus par la gastrotomie. Étude sur les tumeurs qui peuvent nécessiter cette opération, par J PÉAN, chirurgien des hôpitaux de Paris, et L. URDY, interne des hôpitaux de Paris. 1 vol in-8 avec 25 figures dans le texte et 4 planches — 6 fr.

De la Fièvre jaune au Sénégal, étude faite dans les hôpitaux de Saint-Louis et de Gorée, par le Dr BERENGER-FERAUD, médecin en chef de la marine, etc 1 vol. in-8. — 7 fr.

Maladies de l'oreille, nature, diagnostic et traitement, par Joseph TOYNBEE, membre du collège royal des chirurgiens d'Angleterre, professeur d'otologie, etc., avec un supplément par James HINTON, chirurgien auriste à Guy's Hospital, traduit et annoté par le Dr G DARIN. 1 vol. in-8 avec 99 figures dans le texte. — 8 fr. 50

Paris — A. Parent, Imprimeur de la Faculté de médecine, rue M.-le-Prince, 29-31

www.ingramcontent.com/pod-product-compliance
Ingram Content Group UK Ltd.
Pitfield, Milton Keynes, MK11 3LW, UK
UKHW031915260826
14628UKWH00003B/1205

9 782014 112504